La nutrithérapie

22, rue Lannoy - 1050 Bruxelles
Tél : 00 32 2 660 51 01
Email : amyrisedition@skynet.be
Site : www.editionsamyris.com

Conception de la collection : Bénédicte Jeunehomme

ISBN : 978-2-9303-5357-9
Dépôt légal : D 2004/7706/22 - 2e trimestre 2008

Avertissement : le lecteur gardera en permanence à l'esprit que les propriétés curatives décrites ne remplacent en aucun cas l'avis médical toujours indispensable dans l'établissement d'un diagnostic et dans l'appréciation de la gravité de la pathologie. L'éditeur et l'auteur dégagent toute responsabilité concernant les conséquences qui découleraient d'une utilisation abusive ou non des informations qui y sont contenues.

Roseline Gagnon

La nutrithérapie

Médecine des suppléments alimentaires

DOUCE ALTERNATIVE
EDITIONS AMYRIS

La médecine humaine est l'art, non seulement de guérir les hommes de leurs maladies mais aussi de les prévenir. Pour atteindre ce but, le médecin, dévoué et sensible, a le devoir d'utiliser, pour composer sa prescription, tant des remèdes allopathiques issus de la synthèse chimique que des remèdes alternatifs variés qui sont à sa disposition : la phytothérapie, l'aromathérapie, l'homéopathie, l'oligothérapie, la diététique, la nutrition, les bienfaits de l'eau, du miel, de l'argile, des élixirs floraux. En complément, il conseillera aussi la réflexion, la méditation, le yoga, le shiatsu, la réflexologie plantaire, l'acupuncture, les massages énergétiques. L'homme en souffrance a le droit d'être suivi et conseillé par un thérapeute ouvert et honnête qui met tous les moyens en œuvre pour restaurer ce fragile équilibre qu'est sa santé. L'harmonie et donc le bien-être des individus passent par la perception d'une seule entité vivante où le physique, le mental et le spirituel ne font qu'un. Tout médecin qui ne prendrait en considération qu'un seul aspect de cette entité ne peut prétendre guérir une pathologie à long terme.

La collection « Douce Alternative » propose aux patients et aux praticiens de l'art de guérir, d'ouvrir les yeux et l'esprit sur ce que la nature nous offre et non sur ce que l'homme peut produire. Cette collection n'a nullement l'intention d'opposer le tout naturel au tout de synthèse. Il serait tout aussi stupide de renier les apports de la chimie de synthèse que de rejeter en bloc les bienfaits évidents des médecines alternatives sur la santé de l'être humain. Toutes ces options peuvent se succéder ou se compléter sans nécessairement se heurter. Gérer son capital santé est l'affaire de tous. Se tourner vers des produits naturels efficaces qui sont matière, énergie et information est louable.

Dominique Baudoux

Remerciements tout particuliers à Madame Denise Poirier qui m'a offert l'opportunité de relever ce nouveau défi que représentait la rédaction d'un livre.
Je m'en voudrais de ne pas ajouter mes sincères remerciements à Monsieur Dominique Baudoux, directeur de la collection, qui, d'outre-mer, m'a voué patience et confiance.
Merci également à ma collègue naturopathe et amie Carole Lasalle et à mon père Bertrand Gagnon, pour la relecture des textes.
Merci à mon conjoint Sylvain, à mes enfants, mes parents et amis, pour leur appui, leurs encouragements, leur compréhension et leur générosité durant toute la période de rédaction.

On ne peut que féliciter l'auteur, Madame Roseline Gagnon, qui a réalisé les recherches et rédigé le contenu de ce volume, lequel est combien important pour toute personne soucieuse de son alimentation et de sa santé. D'abord munie de diplômes en biologie et en nutrition, cette jeune femme a développé par la suite un intérêt marquant pour la naturopathie pour laquelle elle est devenue enseignante et conférencière. Grâce à sa compétence en tant que scientifique, elle fait découvrir au lecteur des moyens naturels à la fois simples, efficaces et à la pointe des connaissances actuelles pour maintenir ou retrouver sa santé.

Ce guide nutrithérapeutique est plus qu'un simple livre. C'est un recueil largement documenté, qui permettra au lecteur de s'y retrouver aisément face à une nutrition saine et aux nombreux suppléments alimentaires aujourd'hui disponibles. Faites de cet ouvrage votre bible nutrithérapeutique et consultez-le aussi souvent que le besoin l'exige. Enfin, qu'il vous aiguille vers un mieux-être.

Bonne lecture et bonne santé !

Denise Poirier,
Présidente de Robert & Fils et de
l'Institut de Recherche Robert en
Sciences Naturopathiques (IRRSN).

Introduction à la nutrithérapie

Ajouter de la vie aux années et non des années à la vie !

Malgré le fait que la longévité ne cesse de croître depuis les dernières décennies, dû principalement à une meilleure hygiène, la santé des gens laisse, de son côté, de plus en plus à désirer. En effet, on observe un triste constat : les gens vivent plus longtemps, par contre leur qualité de vie est hypothéquée par de nombreux problèmes de santé et ce, dès l'enfance. Des enfants, tout jeunes, développent des maux chroniques, tels que l'asthme, les otites à répétition, l'hyperactivité, les troubles de concentration, les allergies alimentaires, l'eczéma, etc. Chez l'adulte, les problèmes d'ordre dégénératif (cancer) et les maladies auto-immunes (lupus, fatigue chronique, fibromyalgie, arthrite rhumatoïde, etc.) sont très à la mode ! De quoi cela dépend-t-il ? Nous vivons dans une société inondée d'agents stresseurs (productivité, rentabilité, performance, excès de bruits, etc.) et submergée de pollution. À la base de tout cela, une alimentation inadéquate. Les gens ne prennent plus le temps de bien se nourrir. Par contre, n'est-ce pas un des besoins physiologiques primaires ? On pourrait même mentionner que la prise des repas constitue une perte de temps. Les services au volant des chaînes de restauration de type « fast-food» , les fabriquants de repas prêts à servir n'exigeant que quelques minutes au four à micro-ondes, sans oublier les machines distributrices de café, de croustilles et de tablettes de chocolat font fureur ! Malheureusement, les repas familiaux se font de plus en plus rares... À la lumière de ces faits, on observe qu'il y a énormément à faire à l'égard de l'alimentation, sachant que cette dernière est à la base d'une santé florissante. D'ailleurs le médecin grec *Hippocrate* l'avait mentionné bien avant notre ère :

« Que ton aliment soit ton remède. »

C'est à ce niveau qu'intervient la nutrithérapie. Tout d'abord en optant pour une alimentation saine, regroupant une grande variété d'aliments complets et exempts d'additifs chimiques (voir page 42), lesquels sont combinés à des principes de base qui permettront de maximiser la biodisponibilité des éléments nutritifs (voir page 30).

Aliments versus suppléments

Plusieurs études, réalisées dans différents pays, ont démontré que l'alimentation à elle seule ne comble pas les besoins nutritionnels pour chaque élément nutritif, spécifiquement en présence des situations suivantes :

- La pauvreté en valeurs nutritives des aliments (appauvrissement des sols, utilisation de pesticides et d'herbicides, traitements pour la conservation, additifs, raffinage, etc.).
- La faible variété alimentaire spécifiquement chez les personnes seules et les aînés.
- Les caprices alimentaires.
- Les tabous alimentaires de certaines pratiques religieuses.
- Les pertes excessives d'éléments nutritifs par l'urine et la transpiration (entraînement intensif, climat très chaud, etc.).
- Les besoins individuels variables (individualité biochimique).
- L'avancement en âge : ralentissement du métabolisme et réduction de la capacité d'absorption.
- Les infections (ex : la fièvre augmente les besoins en vitamine C).
- La grossesse et l'allaitement.
- Les désordres de santé d'ordre digestif, lesquels nuisent à l'absorption des nutriments.
- La prise de médicaments (ex : les contraceptifs oraux sont des voleurs de vitamines B_2, B_6, B_9, B_{12}, vitamine C et bêta-carotène).
- L'activité physique intensive.

- Les interactions entre éléments nutritifs (ex : un apport élevé en protéines augmente les besoins en vitamines B_5 et B_6 ; une forte consommation d'acides gras essentiels exige plus de vitamine E ; la consommation excessive d'une vitamine du complexe B peut entraîner la déficience en d'autres vitamines de ce groupe).
- La pollution.
- L'usage de tabac.
- Le stress.
- L'abus d'alcool.
- Les troubles du comportement alimentaire (anorexie, boulimie, etc.).
- La destruction des éléments nutritifs par la cuisson, la chaleur et l'oxygène.

Dans de telles situations, une supplémentation capable de compenser les limites de l'alimentation s'impose. En revanche, l'usage des suppléments seuls est très certainement insuffisant, puisque les aliments renferment de nombreux agents protecteurs non isolés. Récemment, des recherches ont mis en évidence la présence de substances (autres que les vitamines, les minéraux et les éléments de trace, les acides gras essentiels et les acides aminés) aux effets bénéfiques pour la santé. Ces composés sont généralement appelés phytochimiques ou nutraceutiques (ce terme s'avère une contraction des mots nutriment et pharmaceutique). Ces substances ont des effets à la fois préventifs (cancer, maladies cardio-vasculaires, etc.) et thérapeutiques. On a identifié jusqu'à maintenant des centaines, voire des milliers de substances phytochimiques. Tous les végétaux en contiennent (les fruits et les légumes principalement).

La supplémentation occupe une place importante; par contre, elle ne devra jamais remplacer une alimentation saine, naturelle et complète. C'est en relation avec ce dernier motif que l'expression « supplément alimentaire » a été choisie au détriment de « complément alimentaire ». Le complément vient compléter l'alimentation, ce qui laisse sous-entendre qu'il est permis de faire des écarts alimentaires, puisqu'il est possible de camoufler ceux-ci avec des « compléments alimentaires ». Ce qui n'est pas du tout l'optique de la nutrithérapie, laquelle prône plutôt l'utilisation de « suppléments alimentaires » qui viennent ajouter des nutriments spécifiques à une alimentation optimale, pour combler des besoins spécifiques et thérapeutiques.

Aliments

Contiennent de nombreuses substances (phytoéléments, enzymes, etc.) qui favorisent une meilleure utilisation des suppléments. ↓ ↑ *Viennent augmenter l'apport de certains éléments nutritifs nécessaires pour contrer les désordres de santé.*

Suppléments

L'un ne va pas sans l'autre

Historique et développement de la nutrithérapie

La nutrithérapie a vu le jour au début du XXe siècle, par le biais de nombreuses recherches réalisées sur les vitamines. En 1915, on découvre suite à une étude effectuée dans un orphelinat, que la malnutrition était responsable de la pellagre (maladie se traduisant par la combinaison d'une dermatite, d'une démence et de diarrhées). Jusqu'alors, le corps médical était convaincu qu'une problématique infectieuse en était la cause. Quelques 20 années plus tard, soit en 1937, on démontre que la niacine (vitamine B_3) extraite du foie, guérissait la pellagre.

En 1968, le réputé *Linus Pauling* crée, suite à de nombreux travaux réalisés sur les vitamines et les minéraux, le terme « médecine orthomoléculaire » pour définir une nouvelle alternative thérapeutique. Cette nouvelle forme de médecine est une médecine de terrain, qui tient compte de la globalité de l'individu et qui agit en profondeur au niveau cellulaire. Elle vise à prévenir et à traiter les maladies à l'aide de substances physiologiquement actives, normalement présentes dans l'organisme humain dans des concentrations variées et caractérisées par une ou plusieurs fonctions utiles. Les vitamines, les minéraux, les éléments de trace, les acides gras essentiels, les acides aminés et les enzymes digestives sont quelques exemples de substances orthomoléculaires. Cette vision est évidemment contraire à celle de la médecine « toximoléculaire » ou moderne, laquelle fait usage de produits pharmaceutiques pour contrer les désordres de santé.

Le développement de ce concept marque un tournant dans l'histoire de la médecine, permettant d'apporter à l'homme la compréhension de nombreux phénomènes biochimiques relatifs à la santé et à la maladie, tout en apportant des explications scientifiques.

Tout comme *Linus Pauling*, la plupart des pionniers de la médecine orthomoléculaire sont demeurés centrés sur « leur vitamine ». Par ailleurs, ils se sont principalement intéressés à l'utilisation thérapeutique de ces vitamines à forte dose, ce qui associe la médecine orthomoléculaire à une image de thérapie mégavitaminique. Aux États-Unis, une association de médecine orthomoléculaire s'est formée. Elle compte aujourd'hui plusieurs milliers de membres.

Les recherches les plus récentes laissent plutôt croire qu'une association de plusieurs éléments nutritifs viendrait maximiser les bienfaits recherchés et ce, combinée à une alimentation saine et équilibrée, d'où le terme nutrithérapie. Selon le médecin français *Jean-Paul Curtay*, la nutrithérapie se définit comme suit : « *c'est une science qui s'emploie à optimiser la santé ainsi que les performances physiques et psychiques, à prolonger la durée de vie et enfin à prévenir et à traiter les maladies. Et ce, par le biais de modifications alimentaires et par une supplémentation quotidienne ou circonstancielle en micronutriments (substances orthomoléculaires) pour pallier les limites de l'alimentation* ».

Les grands noms et leur contribution

Voici une brève description des réalisations de quelques chercheurs parmi les scientifiques qui ont marqué le développement de la nutrithérapie.

Jeffrey Bland
Docteur en biochimie (Université de l'Oregon, 1971) et éducateur médical américain. *Jeffrey Bland* a été directeur de recherche à l'*Institut Linus Pauling*. Aujourd'hui, il se distingue surtout par son travail de communicateur scientifique auprès des cliniciens intéressés au concept de prévention via le style de vie et la nutrition.

Christiaan Eijkman
Étudiant hollandais et élève du bactériologiste *Robert Koch*. Il a établi que le riz décortiqué était responsable du béribéri et que le retour au riz complet coïncidait avec la disparition de la maladie.

Abram Hoffer
Docteur en biochimie agricole et médecin spécialiste en psychiatrie, gradué de l'*Université de Toronto*. Il a développé la première hypothèse biochimique de la schizophrénie et a été le premier, en collaboration avec *Humphry Osmond* (aussi psychiatre) à utiliser la méga-vitaminothérapie (nicotinamide/acide nicotinique) pour traiter cette pathologie. Auteur de plusieurs bouquins sur la thérapie orthomoléculaire.

Frederick Klenner
Médecin clinicien gradué de *Duke University School of Medicine* en 1936 qui prépare l'avènement de la médecine orthomoléculaire. Il observe que des doses massives de vitamine C ont des effets bénéfiques en présence d'infections virales.

James Lind
Médecin écossais qui a traité le scorbut chez les marins grâce au jus d'agrumes en 1747.

Gilles Parent
Naturopathe clinicien québécois et conférencier réputé. Il est un pionnier en ce qui concerne la pratique de la médecine orthomoléculaire appliquée à la naturopathie québécoise.

Carl Pfeiffer
Médecin américain et docteur en pharmacologie. Il est le fondateur et le directeur du célèbre *Brain Bio Center*, à Princeton, New Jersey. *Carl Pfeiffer* a établi, à partir des années 50, différentes étiologies concernant les désordres biochimiques de la schizophrénie et il a développé un arsenal de techniques pour évaluer les dérèglements biochimiques et les carences reliées à cette maladie.

Les frères Shute
Après avoir remarqué en 1933 que l'administration de vitamine E a un effet antithrombotique, ils créent une clinique qui se spécialise dans le traitement d'un certain nombre de pathologies cardio-vasculaires par la vitamine E.

Roger Williams
Entre 1930 et 1980, il fonde et dirige à l'université du Texas, l'*Institut de Biochimie* où de nombreux travaux fondamentaux, dont celui de la découverte de la vitamine B_9 (acide folique), furent menés. Il découvre également la vitamine B_5 et il est l'auteur du concept «génétotrophique», qui signifie que certains individus sont porteurs de gènes qui les prédisposent à des pathologies. Ces gènes produisent des particules biochimiques qui ne sont pas rééquilibrables par une alimentation normale, mais par des choix nutritionnels et une supplémentation adaptée. Selon *Roger Williams* : « *les besoins nutritionnels sont différents pour chacun d'entre nous, ce qui correspond à l'individualité biochimique* ».

Il énonce aussi le « principe de l'orchestre », lequel indique que les micronutriments agissent en synergie, afin d'effectuer les opérations biochimiques, qui permettent le fonctionnement optimal des cellules. Le nutrithérapeute est amené à former des orchestres, en faisant appel à des instruments nutritionnels variés, soit les aliments, les vitamines, les minéraux, les acides aminés et les acides gras essentiels.

Objectifs de la nutrithérapie

Le but de cet ouvrage est de faire découvrir au lecteur le pouvoir thérapeutique des nutriments ainsi que leurs nombreuses vertus au sein de l'organisme, afin de sensibiliser ce dernier à l'importance de la nutrition.

Les objectifs de la nutrithérapie sont :

- Optimiser l'ensemble des fonctions physiologiques se déroulant au sein du corps humain.
- Éviter la diminution des réserves fonctionnelles en nutriments et l'apparition des pathologies associées au vieillissement.
- Prévenir les maladies et ainsi améliorer la qualité de vie des individus.
- Proposer des traitements qui permettent parfois de réduire la sévérité et/ou d'enrayer de nombreux désordres de santé.
- Maximiser le potentiel global de l'être humain, tant aux niveaux physique qu'intellectuel.

Comme nous le verrons dans les pages suivantes, l'absorption des nutriments, leur captation tissulaire et leur utilisation requièrent pratiquement toujours d'autres nutriments. La prévention de l'ensemble des pathologies n'est plus considérée en fonction d'une supplémentation en un seul élément nutritif, mais en fonction d'une synergie de nutriments multiples, associée à de judicieux conseils alimentaires.

Chacune de ces substances sera étudiée de façon détaillée au cours de la troisième partie du présent ouvrage, en soulignant leurs caractéristiques générales, leurs rôles physiologiques, leurs signes de déficiences et d'excès, leurs posologies thérapeutiques et toxiques ainsi que leurs sources alimentaires.

Pour certains nutriments présentés, il est possible d'observer des signes de déficiences et d'excès similaires ; ceci se manifeste occasionnellement. On peut conclure que la posologie appropriée est nécessaire pour que le corps fasse usage judicieusement des nutriments.

Les principales interactions existant entre chacune de ces substances et avec plusieurs facteurs endogènes et exogènes seront vues, lesquelles peuvent permettre d'augmenter leur biodisponibilité ou sont responsables d'actions antagonistes (voir page 20).

Conséquences de déficits en nutriments

Lorsqu'un ou plusieurs éléments nutritifs (ou nutriments) ne sont plus mobilisables, l'activation d'un certain nombre d'opérations physiologiques devient impossible. Par contre, tout ceci passe totalement inaperçu, car le corps a des réserves fonctionnelles. Le meilleur exemple pour illustrer ceci est le suivant : le corps peut aller puiser le calcium dans l'os pendant des dizaines d'années, sans qu'aucun symptôme n'apparaisse et ce, jusqu'au moment où l'organisme a épuisé ses réserves osseuses et que des répercussions organiques ou lésionnelles se manifestent, telle que l'ostéoporose.

Interactions entre les nutriments

Il existe de nombreuses interactions entre les nutriments d'une même catégorie ainsi qu'entre ceux de catégories différentes. De plus, plusieurs facteurs endogènes et exogènes réagissent avec les nutriments. Certaines de ces réactions auront un effet positif, c'est-à-dire qu'elles permettront d'augmenter, soit la biodisponibilité, soit l'efficacité biologique, soit l'utilisation réelle de ces substances par l'organisme, en améliorant l'absorption des nutriments, en rendant leur métabolisme plus efficace et en favorisant une meilleure utilisation cellulaire. À l'inverse, d'autres réactions seront défavorables en créant une compétition entre les nutriments (action antagoniste), bloquant leur absorption ou tout simplement en les détruisant. Il est important de connaître ces différentes interactions, puisqu'elles permettront de préparer des protocoles thérapeutiques plus efficaces.

Facteurs améliorant la biodisponibilité des nutriments

La **vitamine A** améliore la biodisponibilité de la vitamine E, du phosphore et de la choline. Elle facilite l'absorption du calcium, du zinc et permet la mobilisation des réserves de fer, tout en favorisant l'utilisation de la vitamine D.

Les **vitamines du complexe B** potentialisent la biodisponibilité de toutes les vitamines B, de l'acide pangamique, du PABA, de la vitamine E, de la choline, de l'inositol ainsi que du soufre. Elles sont nécessaires à l'absorption du fer et à la croissance de la flore intestinale. Enfin, elles contribuent à préserver les réserves de vitamine A.

La **vitamine B_3** améliore la biodisponibilité de la proline et participe au métabolisme des acides gras à longues chaînes (oméga-3 et oméga-6).

La **vitamine B_6** améliore la biodisponibilité du magnésium, du potassium et de la tyrosine. Elle est nécessaire au métabolisme du zinc, de l'alanine et des aci des gras à longues chaînes (oméga-3 et oméga-6). De plus, elle favorise l'absorption de la lysine.

La **vitamine B_{12}** participe au métabolisme du fer.

L'**acide folique** améliore la biodisponibilité du fer.

La **biotine participe** au métabolisme des acides gras à longues chaînes (oméga-3 et oméga-6).

La **vitamine C** potentialise la biodisponibilité de l'acide pangamique, du PABA, des bioflavonoïdes, des vitamines du complexe B, de la vitamine E, du magnésium, du sélénium, de la proline et de l'inositol. Elle protège les vitamines du complexe B contre l'oxydation et elle aide à prévenir la toxicité de la vitamine D. Elle participe au métabolisme des acides gras à longues chaînes (oméga-3 et oméga-6). De plus, elle améliore l'efficacité de la cystéine et augmente l'absorption du fer, du zinc et du calcium. Elle est enfin nécessaire à la synthèse de la carnitine.

La **vitamine D** stimule l'absorption intestinale du calcium, du magnésium, du phosphore et de la vitamine K. De plus, elle favorise l'utilisation de la vitamine A.

La **vitamine E** améliore la biodisponibilité de la vitamine C, de l'acide pangamique, du magnésium, du manganèse et de l'inositol. Elle est nécessaire au métabolisme de la vitamine D. De plus, elle protège les acides gras essentiels (oméga-3 et oméga-6 contre l'oxydation).

Le **bore** améliore la biodisponibilité du silicium.

Le **calcium** favorise l'absorption de la vitamine D et facilite l'utilisation des vitamines A, C, B_5, B_{12}, du phosphore, du silicium et du zinc.

Le **cobalt** améliore la biodisponibilité du cuivre et du fer.

Le **cuivre** améliore la biodisponibilité du cobalt et du zinc. De plus, il est nécessaire à l'absorption du fer.

Le **fer** favorise l'absorption de la vitamine B_{12} et améliore la biodisponibilité du cobalt, du cuivre et du phosphore.

Le **magnésium** potentialise l'action des vitamines B_6 et E. Il est nécessaire pour convertir la thiamine en sa forme active. Il facilite l'utilisation de la vitamine C, du calcium, du silicium et améliore la biodisponibilité du potassium. De plus, il participe au métabolisme des acides gras à longues chaînes (oméga-3 et oméga-6).

Le **manganèse** facilite l'utilisation des vitamines B_1 et C, ainsi que du fer et du silicium. De plus, il améliore la biodisponibilité du phosphore.

Le **molybdène** est nécessaire à l'absorption du fer.

Le **nickel** améliore l'absorption du fer.

Le **phosphore** influence le métabolisme de la vitamine D, favorise l'utilisation de la vitamine A, du manganèse et du zinc. Enfin, il améliore la biodisponibilité du magnésium.

Le **potassium** améliore la biodisponibilité des vitamines B_6, B_{12} et du silicium.

Le **sélénium** offre une protection contre l'oxydation de la vitamine E et facilite l'utilisation de la vitamine C.

Le **sodium** améliore la biodisponibilité des vitamines B_6, B_{12} et du potassium.

Le **soufre** améliore l'efficacité des vitamines B_1, B_5 et de la biotine.

Le **zinc** est nécessaire au métabolisme de la vitamine A et des acides gras à longues chaînes (oméga-3 et oméga-6). De plus, il améliore la biodisponibilité du cobalt et du manganèse.

Les **acides gras essentiels** améliorent la biodisponibilité de la choline et de l'inositol ainsi que du calcium et du phosphore. De plus, ils favorisent l'absorption des vitamines A, D, E, K, B_6, du zinc et du coenzyme Q10.

Les **acides aminés** sont essentiels à la croissance de la flore intestinale.

L'**histidine** améliore l'absorption du zinc.

La **cystéine** améliore l'absorption du zinc.

La **cystine** protège la vitamine C contre l'oxydation.

La **méthionine** améliore l'absorption du zinc.

Les **bioflavonoïdes** favorisent l'absorption de la vitamine C et en ralentissent l'élimination. De plus, ils facilitent l'utilisation des enzymes digestives.

La **choline** aide à prévenir la toxicité de la vitamine D et favorise l'utilisation des vitamines A et B_{12}, ainsi que de l'inositol.

L'**inositol** améliore la biodisponibilité de la choline et favorise l'utilisation de la vitamine E.

Les **antioxydants** préviennent la peroxydation des acides gras essentiels (oméga-3 et oméga-6).

L'**acide chlorhydrique** favorise l'absorption du calcium et du fer.

Les **enzymes digestives** améliorent l'absorption de tous les nutriments.

Les **sels biliaires** augmentent la solubilité du calcium.

Les **fibres alimentaires,** contenues dans l'alimentation, servent de nourriture aux probiotiques, et ainsi permettent d'améliorer la qualité de la flore intestinale.

Le **lactose** améliore l'absorption du calcium, du manganèse et du zinc.

Les **lipides alimentaires** favorisent l'absorption des vitamines A, D, E, K et du coenzyme Q10.

Facteurs réduisant la biodisponibilité des nutriments

La **vitamine C** possède une action antagoniste sur le cuivre.

Un excès de **vitamine E** peut réduire l'absorption de la vitamine K.

Un excès de **calcium** interfère avec la synthèse de la vitamine K et/ou avec son absorption. De plus, il réduit l'absorption de la vitamine B_2, du fer, du magnésium et du zinc.

Le **chlore** a une action antagoniste sur la vitamine E.

Le **cuivre** a une action antagoniste sur la vitamine C et peut réduire l'absorption du molybdène et du zinc, lorsqu'il est présent en excès.

Le **fer** empêche l'absorption de la vitamine E, s'il est ingéré en même temps. De plus, il a une action antagoniste sur la vitamine A, et il nuit à l'absorption du zinc.

Le **manganèse** nuit à l'utilisation et à la mise en réserve du fer, lorsqu'il est présent en excès.

Un excès de **phosphore** promouvoit la perte urinaire de calcium.

Un excès de **sodium** favorise la perte urinaire du calcium, du magnésium et du potassium.

Un excès de **soufre** a une action négative sur le molybdène.

Un excès de **zinc** bloque l'absorption du cuivre.

L'**alanine** a une action antagoniste sur la taurine.

L'**arginine** a une action antagoniste sur la lysine.

L'**ornithine** a une action antagoniste sur la lysine.

Les suppléments d'**enzymes pancréatiques** peuvent se lier à l'acide folique pour former des complexes insolubles, ce qui réduit l'absorption de l'acide folique.

Médicaments et médecine réduisant la biodisponibilité des nutriments

Les **agents hypolipidémiants** réduisent l'absorption de la vitamine E et ont une action antagoniste sur les vitamines B_{12} et D.

Les **antiacides** nuisent à l'action de l'acide pangamique, de la biotine, de la vitamine A, des vitamines du complexe B, ainsi que du fer, du calcium et du phosphore.

Les **antibiotiques** détruisent la flore intestinale (probiotiques) et ainsi nuisent à la synthèse de plusieurs vitamines du complexe B et de la vitamine K. De plus, ils ont une action néfaste sur l'acide pangamique, l'inositol, le cobalt, le manganèse, le zinc, ainsi que sur les vitamines C et E.

Les **anticoagulants** bloquent le cycle de la vitamine K et de la vitamine A.

Les **anticonvulsivants** ont une action antagoniste sur les vitamines A, B et D, sur le zinc et la carnitine.

Les **antihistaminiques** ont une action antagoniste sur la vitamine C.

L'**aspirine** nuit à l'action de l'acide pangamique, du calcium et du phosphore, ainsi qu'à celle des vitamines A, B, C et K.

Les **barbituriques** ont une action antagoniste sur les vitamines A, C et D.

Les **contraceptifs oraux** ont une action antagoniste sur les vitamines B, C, D et E, ainsi que sur le zinc.

Les **corticostéroïdes** ont une action antagoniste sur les vitamines A, B, C et D, ainsi que sur le calcium, le magnésium, le phosphore et le zinc.

Les **diurétiques** nuisent à l'action de l'acide pangamique, des vitamines B et C, et à celle du fer, du magnésium, du phosphore et du zinc.

Les **extraits thyroïdiens** ont une action antagoniste sur le calcium et le phosphore.

L'**huile minérale** a une action antagoniste sur les vitamines A, D, E et K.

Le **lithium** nuit au métabolisme de l'iode.

Les **oestrogènes** ont une action antagoniste sur les vitamines B_6 et C et sur le zinc.

Les **somnifères** ont une action antagoniste sur la vitamine B_{12}.

Une **gastrectomie** a une action antagoniste sur la vitamine B_{12}.

Une **chirurgie** réalisée au niveau du tube gastro-intestinal nuira à la sécrétion des enzymes digestives et donc à l'absorption des nutriments.

La **malabsorption des lipides** nuira par le fait même à l'absorption des vitamines liposolubles (A, D, E, K).

Une **peau très pigmentée** ou **kératinisée** nuit à l'activation de la vitamine D au niveau de la peau.

Et au quotidien ...

Le **stress** a une action antagoniste sur les vitamines B et C, les acides gras essentiels (oméga-3 et oméga-6) et l'iode. De plus, il augmente les besoins en zinc et favorise l'excrétion urinaire du calcium et du magnésium.

Les **agents de conservation** retrouvés dans de nombreux aliments ont une action néfaste sur la majorité des éléments nutritifs.

L'**aluminium** peut se substituer au calcium dans l'os.

L'excès de **lipides alimentaires** nuit à l'absorption du calcium et du magnésium.

Les **aliments riches en gras saturés et en gras «trans»** nuisent à l'absorption des acides gras essentiels.

Un excès de **protéines** favorise l'excrétion urinaire du calcium et réduit l'absorption du magnésium.

L'**acide phytique** nuit à l'absorption du calcium, du cuivre, du fer, du magnésium et du zinc.

L'**acide oxalique** réduit l'absorption du calcium, du fer et du magnésium.

Les **tanins** nuisent à l'absorption du fer.

Les **fibres alimentaires** consommées de manière excessive diminuent le taux d'absorption des minéraux.

L'excès de **sucre** dans l'alimentation a une action néfaste sur la flore intestinale (probiotiques) et réduit par le fait même la synthèse des vitamines du complexe B et de la vitamine K. De plus, il a une action antagoniste sur les acides gras essentiels (oméga-3 et oméga-6) et sur le chlore. Enfin, il augmente l'excrétion urinaire du calcium, du chrome et du magnésium.

L'**alcool** nuit à l'action des probiotiques et des enzymes digestives. De plus, il altère le métabolisme de la choline et de l'inositol, des vitamines A, B, C, D, E, K, de plusieurs minéraux (calcium, chlore, fer, manganèse, phosphore et zinc) et des acides gras essentiels (oméga-3 et oméga-6). Enfin, il augmente l'excrétion urinaire du magnésium.

La **caféine** a une action antagoniste sur la vitamine E, l'inositol, les enzymes digestives, le manganèse et le zinc. De plus, elle détruit certaines vitamines du complexe B et réduit l'absorption du fer. Enfin, elle accroît l'excrétion urinaire du calcium, du magnésium, du potassium et du sodium.

Le **tabac** nuit à l'utilisation du vanadium et de la vitamine A. Une cigarette détruit 25 mg de vitamine C. Enfin, il a une action antagoniste sur les vitamines du complexe B, le cobalt, le phosphore et le sélénium.

L'**avidine**, une protéine du blanc d'œuf cru, a une action antagoniste sur la biotine.

La **thiaminase**, une enzyme, présente dans les poissons, les mollusques et les crustacés crus, détruit la thiamine.

La **chaleur** nuit à l'activité des probiotiques, détruit les vitamines B, C et E, ainsi que le sélénium et les acides gras essentiels (oméga-3 et oméga-6). De plus, elle est néfaste pour le coenzyme Q10, pour l'iode et le soufre.

L'**humidité** détruit la vitamine C.

La **lumière** détruit la vitamine C et le coenzyme Q10.

L'**oxygène de l'air** cause l'oxydation des acides gras essentiels (oméga-3 et oméga-6).

Les **radicaux libres** détruisent les acides gras essentiels (oméga-3 et oméga-6).

La prise des suppléments alimentaires

Le comment...

Les suppléments alimentaires sont des concentrés et peuvent être difficiles à digérer, d'où l'importance de les prendre avec une quantité suffisante de liquide. L'eau augmente l'absorption et s'avère nécessaire au transport de plusieurs nutriments vers la cellule.

En présence de faiblesse digestive, il est préférable de choisir des suppléments sous forme de liquide, ou d'ouvrir les capsules, de broyer les comprimés et de mélanger leur poudre à un yogourt, à un jus maison ou à une purée de fruits ou de légumes.

Les suppléments disponibles sous forme de capsule contiennent moins d'agents complémentaires que les formes liquides ou les comprimés. Ils sont donc recommandés pour les personnes ayant de nombreuses allergies alimentaires.

Il est préférable de répartir la posologie quotidienne d'un supplément durant une même journée, afin d'améliorer la quantité absorbée.

Les complexes qui associent multivitamines (plusieurs vitamines) et multiminéraux (plusieurs minéraux) ne sont pas recommandés. En effet, ils constituent un amalgame de nutriments entre lesquels existent des interactions négatives qui peuvent nuire à leur biodisponibilité. Ils ne contiennent que des traces de chaque nutriment et sont souvent difficiles à digérer. Il est préférable de choisir un supplément multivitaminique, pris le matin, additionné d'un supplément multiminéral qui sera pris en fin de journée.

Toutes les vitamines du complexe B devraient être prises ensemble, puisque leurs fonctions sont inter-reliées.

Éviter de prendre un supplément de fer, si celui-ci n'est pas en déficit particulier, puisque en excès, ce minéral devient un oxydant.

L'ingestion prolongée de larges doses d'une seule vitamine du complexe B peut engendrer la perte urinaire des autres vitamines de ce groupe, d'où l'importance de combiner la prise d'une vitamine B spécifique à un complexe B.

Un supplément d'acides gras essentiels doit toujours être accompagné d'antioxydants, afin d'en éviter l'oxydation.

Le moment...

Les suppléments de vitamine C seront pris durant la journée. Éviter la prise de vitamine C après 16 heures, car cette dernière pourrait nuire au sommeil (effet stimulant).

Les vitamines liposolubles (A, D, E et K) doivent être ingérées avec un repas contenant des lipides, afin de faciliter leur absorption et leur transport.

Les suppléments de calcium et de magnésium pris au coucher favoriseront le sommeil.

Les suppléments de fer et de calcium ne doivent pas être pris simultanément, puisque le calcium nuit à l'absorption du fer.

La pancréatine doit être prise au moment des repas (juste avant, pendant ou immédiatement après), pour réaliser son rôle d'aide digestive.

Lorsqu'un acide aminé est pris pour enrayer un désordre physiologique particulier, il est préférable de le prendre entre les repas, de manière à ce que ce dernier n'entre pas en compétition avec les acides aminés contenus dans les repas.

La conservation...

Il est important de vérifier la date d'expiration d'un supplément alimentaire avant d'en faire l'achat. De plus, on ne doit jamais consommer un supplément alimentaire après sa date d'expiration.

Une fois ouvert, les suppléments alimentaires présentés sous la forme de liquide ainsi que les probiotiques, doivent être gardés au réfrigérateur; alors que ceux présentés en capsules, en comprimés ou sous forme de poudre, sont gardés dans un endroit frais et non humide.

Prescription pour renforcer la biodisponibilité des nutriments

Savourer chaque aliment : manger est un plaisir de la vie ! Prendre trois repas complets tous les jours à heure fixe, dans un environnement calme et éviter de sauter des repas. Manger lentement, tout en mastiquant (un minimum de 10 fois avant d'avaler) ; la digestion des aliments débute dans la bouche. De plus :

- Varier l'alimentation, laisser libre cours à l'imagination tout en respectant les principes de base d'une alimentation saine (voir page 42).

- Éviter de surcharger le tube digestif en mangeant des portions trop généreuses.

- Prendre les fruits et les jus de fruits frais 30 minutes avant les autres aliments ou en collation au moins deux heures après les repas, afin d'éviter les fermentations intestinales. Jus de fruits et légumes fraîchement pressés sont à consommer immédiatement après l'extraction afin de préserver tous les nutriments.

- Débuter les repas du midi et du soir avec des crudités ; ces aliments sont riches en enzymes digestives, lesquelles favorisent une bonne digestion.
    - Légumes crus ;
    - Salade de légumes variés et huile de première pression à froid ;
    - Germinations (fenugrec, luzerne, radis, sarrasin, soja, tournesol, trèfle rouge, etc.).

- Chacun des repas doit fournir des protéines (viandes maigres, poissons, œufs, légumineuses, noix, graines, tofu, produits laitiers, céréales, spiruline).

- Éviter la friture. Choisir plutôt une cuisson à la vapeur, à l'étouffée ou au four. De plus, cuire exagérément les aliments, détruit les nutriments.

- Manger quotidiennement 10 portions de fruits et de légumes frais de couleur et de texture variées (1 portion = 1 tasse).

- Éviter de terminer les repas avec des aliments sucrés. Ceux-ci engendrent des fermentations intestinales qui nuisent à la digestion et à l'absorption des aliments.
    - Fruits et jus de fruits ;
    - Gâteaux, biscuits, tartes, muffins, etc. ;
    - Boissons alcoolisées sucrées (digestif, etc.).

  De plus, les besoins nutritionnels sont totalement comblés par les aliments du repas principal.

- Éviter de consommer de grandes quantités de liquides immédiatement avant et durant les repas. Cette habitude dilue les enzymes digestives et hypothèque la digestion. Autorisé : 1 tasse d'eau prise sporadiquement pendant le repas aidera à humecter les aliments.

- L'alcool est à consommer avec modération. À réserver pour les occasions spéciales.

- Bien hydrater l'organisme en lui fournissant 1,5 litres d'eau de source par jour, laquelle sera bue entre les repas. L'eau sert de véhicule pour le transport de nombreux nutriments. Choisir une eau ayant une faible teneur en minéraux (inférieur à 150 ppm).

- Faire de l'exercice régulièrement maximise l'utilisation adéquate des nutriments (un minimum de trois séances d'une heure par semaine).

Le système digestif

Le système digestif est composé du tube gastro-intestinal et de plusieurs glandes annexes. Le tube digestif débute avec la bouche et se termine avec l'anus, en passant par l'œsophage, l'estomac, l'intestin grêle (duodénum, jéjunum et iléon), le côlon ou gros intestin (caecum, côlon ascendant, côlon transverse, côlon descendant, sigmoïde et rectum). Les glandes annexes incluent les glandes salivaires, le foie, la vésicule biliaire et le pancréas.

La digestion est amorcée dans la bouche, par l'action mécanique de la mastication, qui sépare la nourriture en petites particules et les mélange à la salive dont les enzymes amorcent la digestion des glucides complexes (amidon). La nourriture passe ensuite à travers l'œsophage, dont les mouvements (péristaltisme) l'acheminent jusqu'à l'estomac. À ce niveau, une sécrétion contenant des enzymes et de l'acide chlorhydrique favorise la digestion des protéines. Certains éléments, tels que l'eau et l'alcool peuvent être absorbés au niveau de la muqueuse stomacale. Les mouvements stomacaux brassent le bol alimentaire qui devient chyme. Le contenu de l'estomac est ensuite déversé dans l'intestin grêle où il est mélangé à plusieurs substances. Les sucs pancréatique et intestinal ainsi que la bile y sont libérés. Ils sépareront les protéines en petits peptides et en acides aminés simples, les lipides en acides gras et les amidons en sucres plus simples. Ils pourront donc être absorbés au niveau de la muqueuse intestinale, et entreront dans la circulation sanguine, ou dans la circulation lymphatique. La principale fonction du côlon, est de réabsorber l'eau, le sodium, le potassium ainsi que certaines vitamines du complexe B et la vitamine K, lesquelles auront été produites par les bactéries de la flore intestinale. Le résidu final de la digestion est recueilli dans le rectum. Il est constitué d'eau, de bactéries, de lipides, de fibres alimentaires non digérées, de cellules de la muqueuse intestinale et de restants des sucs digestifs. Ces substances formeront les matières fécales.

Représentation schématique des activités du tube digestif

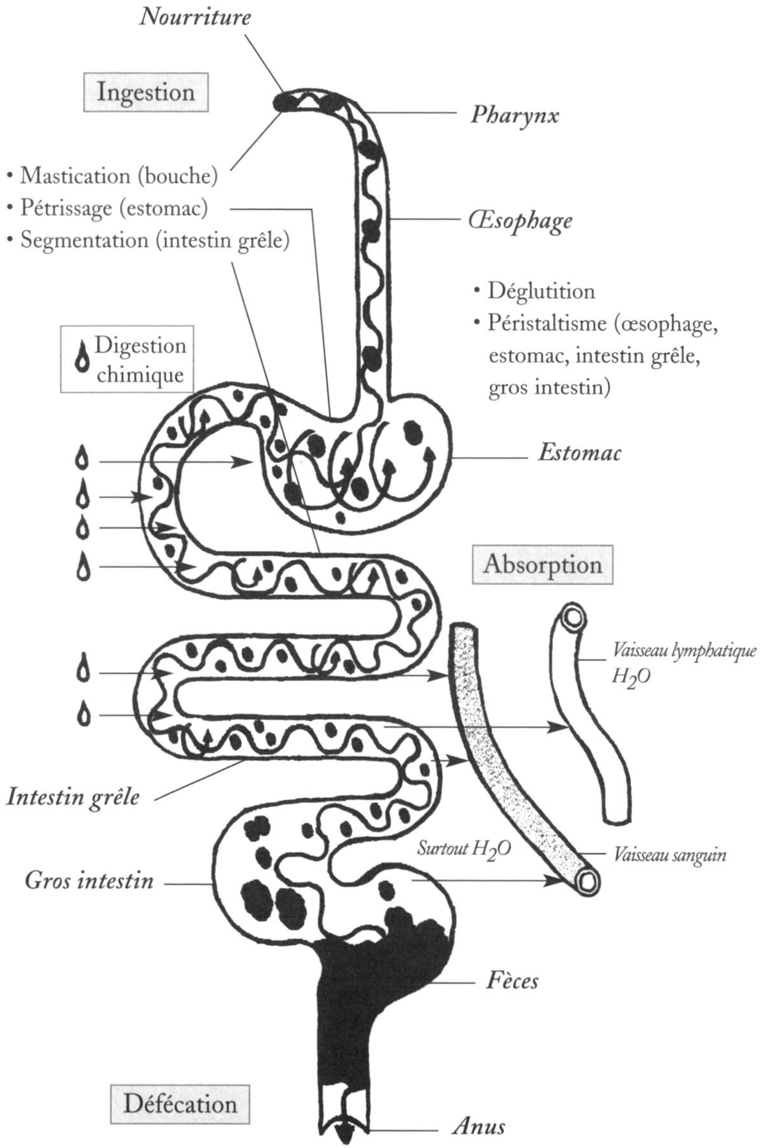

Transformation de l'oméga-6

Transformation de l'acide gras essentiel cis-linoléique : oméga-6

Une fois ingéré, l'acide cis-linoléique est transformé par le foie en acides gras à longues chaînes (acide gamma-linolénique, acide dihomo-gamma-linolénique et acide arachidonique) avant d'être métabolisé en médiateurs cellulaires (prostaglandines). Des enzymes spécifiques sont responsables de ces transformations, lesquelles sont activées par des cofacteurs spécifiques (vitamines et minéraux). On remarque qu'un stress oxydatif élevé (surplus de radicaux libres par rapport aux antioxydants) favorise la formation des prostaglandines de la deuxième série à partir de l'acide arachidonique.

Acide cis-linoléique : oméga-6

Vitamines B_3, B_6, C, magnésium et zinc

↓

Acide gamma-linolénique (GLA)

Vitamine B_6 et Biotine

↓

Acide dihomo-gamma-linolénique (DGLA)

Vitamines C, E, magnésium et zinc ↓

Prostaglandines de la première série (PGE_1)

- Protection des artères et du cœur
- Améliorent l'immunité
- Anti-inflammatoire

↓ Vitamines B_3 et zinc

Acide arachidonique

↓ Radicaux libres

Prostaglandines de la deuxième série (PGE_2)

- Guérison des blessures (formation de caillots sanguins et cicatrisation)
- Médiateurs des réactions allergiques

En excès, peuvent provoquer des douleurs et des maladies inflammatoires (asthme, arthrite, dermatite).

Transformation de l'oméga-3

Transformation de l'acide gras essentiel alpha-linolénique oméga-3

Une fois ingéré, l'acide alpha-linolénique est transformé par le foie en acides gras à longues chaînes (acide éicosapentaénoïque). Ce dernier est le précurseur des prostaglandines de la troisième série et de l'acide docosahexaénoïque. Des enzymes spécifiques sont responsables de ces transformations, lesquelles sont activées par des cofacteurs spécifiques (vitamines et minéraux).

Acide alpha-linolénique : oméga-3

Vitamines B_3, B_6, C, magnésium et zinc

↓

Acide éicosapentaénoïque (EPA)

↓ ↓

Prostaglandines de la troisième série (PGE_3)

- Protection des artères et du cœur
- Anti-inflammatoire
- Anti-allergique
- Anti-tumoral
- Diminuent le risque de maladies auto-immunes
- Diminuent le surpoids

Acide docosahexaénoïque (DHA)

- Développement du cerveau et de la rétine
- Intégrité des fonctions cérébrales
- Activité des glandes surrénales
- Formation des spermatozoïdes

Synthèse sur la nutrithérapie

Bien que la nutrithérapie occupe présentement une place importante au sein des médecines alternatives, elle n'est malheureusement pas encore incorporée à la vie quotidienne de chacun d'entre nous.

Aujourd'hui, la majorité des individus sont victimes de produits alimentaires raffinés, chimifiés et assaisonnés d'herbicides, de pesticides et d'additifs variés, dont la résultante est une alimentation pauvre en nutriments. Sans oublier le stress qu'engendre la vie moderne, et qu'il est juste d'appeler «voleur de nutriments» !

Il devient donc primordial d'intégrer à nos habitudes de vie une alimentation saine et naturelle, combinée à la prise de suppléments judicieusement sélectionnés, afin de contrecarrer les méfaits décrits précédemment. N'oublions pas que pour l'humain, se nourrir est l'un des besoins essentiels, et que bien se nourrir contribue à l'équilibre de la santé et au bien-être général.

Soyons attentifs aux résultats des recherches scientifiques et cliniques, qui nous informent régulièrement sur l'utilisation de nutriments spécifiques, utilisés en prévention ou pour traiter de nombreux problèmes de santé. La nutrithérapie est en évolution constante ; elle est donc une discipline des plus prometteuses !

Abréviations diverses

ADN	: acide désoxyribonucléique
ARN	: acide ribonucléique
ATP	: adénosine triphosphate
g	: gramme
GPX	: glutathion peroxydase
GRD	: glutathion réductase
GSH	: glutathion réduit
GST	: glutathion s-transférase
HDL	: high density lipoprotein (lipoprotéine de haute densité)
LDL	: low density lipoprotein (lipoprotéine de faible densité)
mcg	: microgramme
mg	: milligramme
ppm	: partie par million
RDM	: recueil des maladies
SOD	: superoxyde dismutase
UI	: unité internationale

Les recueils

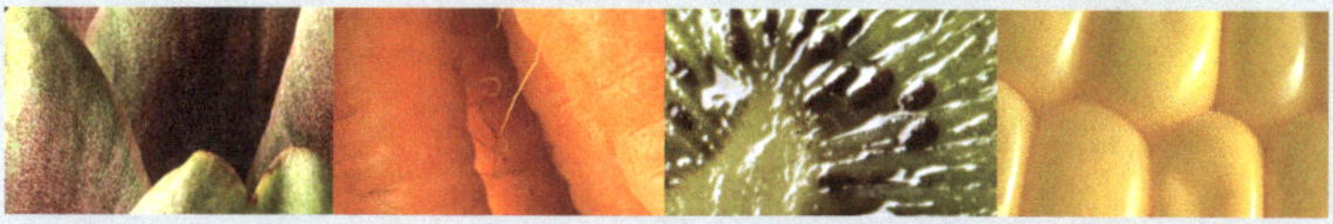

Les principes

Les maladies

Les traitements

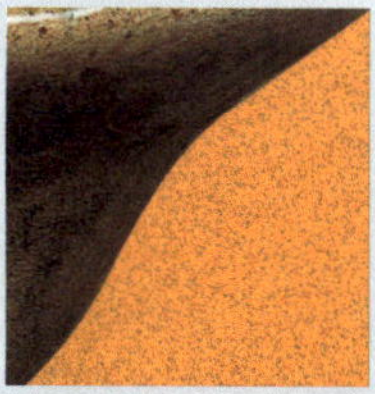

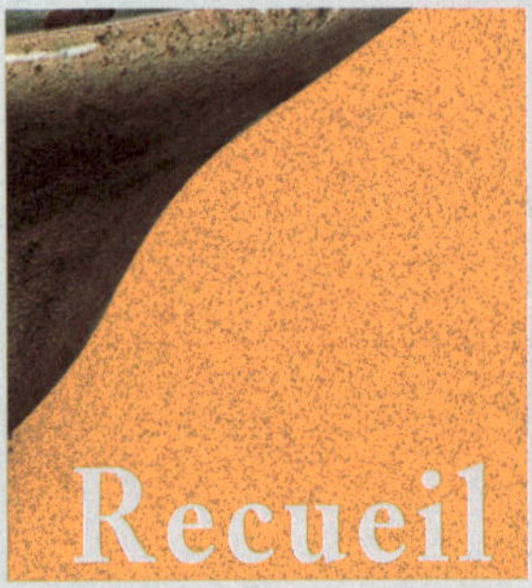

Recueil des principes

Pour maintenir une santé optimale, certains principes de base s'imposent afin de faire face aux incontournables de la vie quotidienne (pollution, raffinage des aliments, stress, repas pris à des heures irrégulières, etc.).

Voici donc les principes de base d'une alimentation saine et des recommandations nutrithérapeutiques à appliquer quotidiennement selon les différentes classes d'âge.

Dès l'apparition de désordres de santé spécifiques, consultez le protocole s'y rapportant dans le «Recueil des traitements» page 58.

Principes d'une alimentation saine

La plupart des aliments recommandés sont disponibles dans les boutiques spécialisées et dans plusieurs grandes chaînes d'épicerie. Il est préférable de choisir, chaque fois que cela est possible, des aliments qui proviennent de culture biologique, afin d'éviter l'ingestion de produits chimiques toxiques (herbicides, pesticides, fongicides, hormones, antibiotiques, etc.).

Feu vert	Feu rouge
Farine de céréales complètes, sans produits de synthèse ajoutés.	Farines blanches raffinées et dites enrichies.
Produits faits à base de farines complètes : pains, gâteaux, biscuits, pâtes alimentaires, etc.	Produits faits à base de farines raffinées : pain blanc, gâteaux, biscuits, pâtes alimentaires , etc.
Miel, sirop d'érable, mélasse, sucre brun, avec modération.	Sucre blanc, cassonade et tous les produits qui en contiennent.
Jus de fruits et de légumes frais, pressés à l'aide d'un extracteur à jus. Jus de fruits et de légumes biologiques en bouteille, sans additifs alimentaires.	Jus de fruits et de légumes en conserve, boissons aux fruits. Jus de fruits et de légumes avec des additifs alimentaires.
Fruits et légumes frais, crus ou cuits à la vapeur.	Fruits et légumes en conserve, cuits dans l'eau.
Compotes de fruits sans sucre.	Confitures et desserts renfermant du sucre blanc, des colorants, des caramels, des sirops, etc.
Huiles de première pression à froid (olive, carthame, tournesol, soja, lin, canola, sésame, etc.).	Huiles ordinaires, extraites à l'aide de solvants chimiques et renfermant plusieurs additifs.
Sel de mer ou préparation de sels végétaux à base de légumes ou d'algues déshydratés.	Sel blanc iodé.
Mayonnaises contenant du jus de citron et d'autres ingrédients naturels.	Mayonnaises du commerce contenant du vinaigre blanc et de nombreux additifs.

Vinaigrettes maison (huiles de première pression à froid, vinaigre de cidre, aromates, etc.).	Vinaigrettes et sauces à salade commerciales contenant du vinaigre blanc et de nombreux additifs.
Infusions faites de plantes non toxiques, exemptes de caféine ou de d'autres alcaloïdes.	Café en grains moulus, décaféiné ou non, thé, cacao ou autres breuvages chocolatés.
Lait de vache 2%, 1% ou écrémé, avec modération. Lait de chèvre, de brebis, boissons végétales (soja, riz, amandes, etc.).	Lait 3,25%, crème.
Fromages « non chimifiés », ni colorés et faibles en matières grasses : Cottage, Ricotta, Mozzarella partiellement écrémé. Fromage de chèvre, de brebis, de soja.	Fromages « chimifiés » et colorés (Cheese-Wiz, Singles) et riches en matières grasses (Gruyère, Emmenthal, Brie, Camembert, etc.).
Yogourt nature (maison de préférence) que l'on parfume soi-même.	Yogourt coloré et aromatisé artificiellement, contenant du sucre blanc.
Fruits séchés, non sulfurés ou « chimifiés ».	Fruits séchés contenant des préservatifs chimiques.
Aromates et assaisonnements naturels.	Épices fortes ou préparations contenant du glutamate monosodique.
Noix naturelles.	Noix salées, grillées, fumées et assaisonnées chimiquement.
Beurre frais non coloré et beurres de noix.	Margarines et graisses animales et végétales.
Viandes blanches : poulet, dinde, etc. Viande de bœuf, de mouton, d'agneau. Poissons, œufs, légumineuses, tofu.	Charcuteries, viandes en conserve et viandes fumées.
Légumes lacto-fermentés (concombres, carottes, choux, betteraves, haricots), olives noires dans la saumure.	Marinades, cornichons dans le vinaigre blanc, olives farcies vertes.
Caroube.	Chocolat.

Programme nutrithérapeutique

Nourisson de 0 à 6 mois

Besoins physiologiques

L'ensemble des systèmes physiologiques du nouveau-né est en plein développement. Tous les nutriments sont donc essentiels à la croissance optimale et doivent lui être fournis d'une manière facilement assimilable, puisque certaines fonctions digestives sont en voie de maturation.

Suppléments appropriés

nul

Sources alimentaires

Allaitement maternel uniquement.

Bambin de 6 à 12 mois

Besoins physiologiques

La maturité digestive permet une intégration sporadique des différents groupes alimentaires. Encore une fois, la croissance de tous les systèmes étant exponentielle, tous les nutriments doivent être fournis en quantité optimale.

Suppléments appropriés

nul

Sources alimentaires

Allaitement maternel combiné à une alimentation où sont intégrés, étape par étape, les légumes, les fruits, les féculents, les lipides et les protéines.

Enfant de 1 à 12 ans

Besoins physiologiques

Les différents systèmes de l'organisme sont en pleine expansion. L'enfant doit donc avoir un apport alimentaire complet et en quantité suffisante.

Suppléments appropriés

Multivitamines
Multiminéraux
Acides gras essentiels (oméga-3 et oméga-6)

Sources alimentaires

Tous les fruits et tous les légumes. Les noix et les graines, les huiles de première pression à froid et les poissons d'eau froide.

Adolescent de13 à 17 ans

Besoins physiologiques

La croissance se fera rapide au cours de ces années. L'éveil de certaines fonctions du système hormonal en est principalement responsable. Il est donc particulièrement important de soutenir ce dernier afin que l'ensemble des transformations physiologiques s'effectue de manière harmonieuse.

Suppléments appropriés

Multivitamines
Multiminéraux
Acides gras essentiels (oméga-3 et oméga-6)
Protéines

Sources alimentaires

Tous les fruits et tous les légumes. Les noix et les graines, les huiles de première pression à froid et les poissons d'eau froide. Les viandes, les volailles, les œufs, le yogourt, les fromages, les légumineuses, le tofu et la spiruline.

Jeune adulte de 18 à 30 ans

Besoins physiologiques

La croissance tirant à sa fin, le but ici est de soutenir les systèmes afin que l'homéostasie (équilibre physiologique) soit maintenue.

Suppléments appropriés

Multivitamines
Multiminéraux
Acides gras essentiels (oméga-3 et oméga-6)

Sources alimentaires

Tous les fruits et tous les légumes. Les noix et les graines, les huiles de première pression à froid et les poissons d'eau froide.

Adulte de 31 à 50 ans

Besoins physiologiques

Une alimentation saine et complète permettra de prévenir un vieilissement prématuré et favorisera la santé cellulaire.

Suppléments appropriés

Multivitamines
Multiminéraux
Acides gras essentiels (oméga-3)

Sources alimentaires

Tous les fruits et tous les légumes. Les graines de citrouille, de lin et la fève soja ainsi que leur huile de première pression à froid. Les poissons d'eau froide.

Aîné de 50 ans et plus

Besoins physiologiques

À partir de cet âge, l'organisme entre dans une phase dégénérative. La protection antioxydante est moins efficace et on fait face au phénomène du stress oxydatif, lequel engendre le vieillissement. Les fonctions physiologiques se font moins rapidement et moins efficacement, particulièrement celle de la digestion, puisque les enzymes digestives sont sécrétées de façon moins abondante.

Suppléments appropriés

Multivitamines
Multiminéraux
Acides gras essentiels (oméga-3)
Protéines hydrolysées
Antioxydants
Enzymes

Sources alimentaires

Tous les fruits et tous les légumes. Les graines de citrouille, de lin et la fève soja ainsi que leur huile de première pression à froid. Les poissons d'eau froide.
La choucroute, les germinations, le kéfir, le miso, la sauce tamari et le yogourt nature biologique.

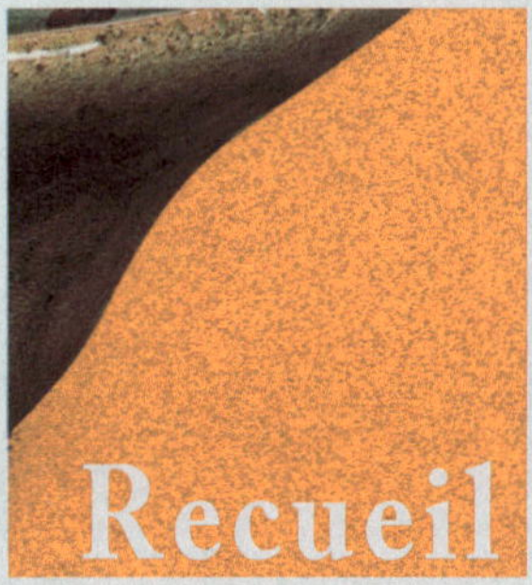

Recueil des maladies

Abcès : collection de pus sous l'épiderme.

Accident vasculaire cérébral (AVC) : situation où le flux sanguin irriguant une région de l'encéphale est réduit dû à l'obstruction ou au bris d'un vaisseau sanguin.

Acné : atteinte des follicules pilo-sébacées apparaissant à la puberté, caractérisée par des points noirs (comédons), des pustules, des cicatrices violettes, voire les trois à la fois.

Acouphène : bruit perçu en absence de stimulation auditive extérieure. Les sifflements, claquements, bourdonnements d'oreille sont les acouphènes les plus fréquents.

Allergie : état causé par une réaction d'hypersensibilité à une substance particulière.

Alopécie : chute des cheveux ou des poils, rapide ou progressive, localisée ou diffuse.

Amnésie : insuffisance pathologique de la mémoire, permanente ou transitoire.

Amygdalite : inflammation d'une amygdale.

Anémie : diminution du nombre ou de la qualité des globules rouges du sang.

Anémie ferriprive : type d'anémie causé par une déficience en fer.

Anémie hémolytique : type d'anémie résultant d'une diminution de la durée de vie des globules rouges.

Anémie macrocytaire : type d'anémie où les globules rouges sont de trop grande taille.

Anémie microcytaire : type d'anémie où les globules rouges sont de trop petite taille.

Anémie pernicieuse : type d'anémie résultant d'une déficience en vitamine B_{12} et en acide folique.

Angine de poitrine : crise de douleur violente, constrictive, de la région du cœur, survenant à l'effort, au froid ou à la suite d'une émotion.

Anorexie : perte de l'appétit, quelle qu'en soit l'origine.

Anxiété : sentiment pénible d'un danger imminent et mal définissable.

Artériosclérose : ensemble de lésions dégénératives des artères et artérioles, aboutissant au durcissement de leurs parois.

Arthrite rhumatoïde : maladie inflammatoire articulaire touchant d'abord la membrane synoviale et ensuite le liquide synovial (liquide articulaire) qui s'épaissit et forme un coussinet solide entre les surfaces articulaires, ce qui gêne la liberté de mouvement. La synovite peut ulcérer le cartilage et l'os pour aboutir à une ankylose articulaire.

Arthrose : destruction des cartilages articulaires par usure mécanique. Elle est localisée et n'altère pas l'état général du sujet.

Asthme : maladie respiratoire caractérisée par des crises de dyspnée aiguë, souvent nocturnes, dues à un brusque resserrement des bronches et des bronchioles par un spasme, un œdème et une hypersécrétion bronchique.

Athérosclérose : dépôt sur les parois artérielles d'athérome.

Bronchite : affection respiratoire aiguë ou chronique se manifestant par une inflammation diffuse de la muqueuse des bronches.

Brûlure : lésion tissulaire provoquée par la chaleur ou par d'autres agents physiques ou chimiques.

Bursite : inflammation aiguë ou chronique d'une bourse séreuse (membrane articulaire facilitant ses mouvements).

Cancer : prolifération anarchique de cellules anormales, dites «malignes», à partir d'un foyer primitif, donnant naissance à des tumeurs malignes.

Candidose : affection du groupe Candida (habituellement Candida albicans) localisée sur la peau ou touchant la muqueuse vaginale.

Cataracte : opacification du cristallin (lentille optique de l'œil), qui perd sa transparence et altère la vision.

Cellulite : inflammation du tissu cellulaire sous-cutané, qui se traduit par une induration douloureuse. Ce terme désigne également un état particulier d'envahissement graisseux du tissu conjonctif, siégeant habituellement au sommet des cuisses et sur les membres inférieurs, où la peau prend un aspect d'écorce d'orange à la pression.

Céphalée : douleur localisée de la voûte crânienne.

Cirrhose du foie : maladie résultant de la dégénérescence des cellules du foie qui se fibrosent. La cause principale est l'alcoolisme.

Colite ulcéreuse : état inflammatoire de la muqueuse du côlon. L'origine est mécanique, bactérienne ou amibienne. Il s'en suit une alternance de diarrhée et de constipation.

Conjonctivite : inflammation de la conjonctive (membrane transparente qui recouvre l'oeil et la partie interne des paupières). L'origine est microbienne, virale ou allergique.

Constipation : rareté ou difficulté de l'émission de selles.

Coup de soleil : apparaît suite à une exposition trop prolongée au soleil, et se traduit par des brûlures cutanées, des lésions oculaires et une fatigue.

Couperose : coloration rouge du visage due à la dilatation des vaisseaux capillaires. Très fréquent chez la femme après 30 ans ayant la peau sèche.

Crampe musculaire : contraction musculaire involontaire, intense, douloureuse et transitoire des muscles à contractions volontaires.

Cystite : inflammation de la vessie provoquant des envies fréquentes et douloureuses d'uriner.

Dégénérescence maculaire : perte progressive de la vision due à la dégénérescence de la macula, la portion de la rétine responsable de l'acuité visuelle.

Dépression : état psychique pathologique associant une modification pénible de l'humeur et un ralentissement de l'activité intellectuelle et motrice.

Diabète : maladie au cours de laquelle le sucre est en augmentation dans le sang et l'urine. L'origine est un défaut de sécrétion ou d'utilisation de l'insuline (hormone) sécrétée dans le pancréas.

Diarrhée : émission trop fréquente de selles liquides ou pâteuses, due à un défaut de réabsorption de l'eau par l'intestin.

Diverticulite : inflammation d'un diverticule (petite cavité formée au niveau de la muqueuse digestive).

Dysménorrhée : trouble souvent douloureux du flux des règles menstruelles.

Dyspepsie : digestion pénible et difficile.

Ecchymose : tache de couleur variable, résultant d'une infiltration de sang dans un tissu conjonctif ou graisseux.

Eczéma : dermatose qui évolue par poussées, avec œdème cutané, qui s'accompagne de douleur, prurit et brûlure.

Emphysème : cette maladie de l'appareil respiratoire touche le poumon ; elle provoque la dilatation des bronchioles et détériore l'élasticité de la paroi des alvéoles pulmonaires.

Endométriose : affection gynécologique caractérisée par la présence de muqueuse utérine normale en dehors de la cavité utérine.

Entorse : traumatisme provoqué par la distorsion brutale d'une articulation, s'accompagnant d'une élongation ou de l'arrachement des ligaments.

Épilepsie : état caractérisé par la survenue de crises convulsives, correspondant à l'excitation simultanée d'un groupe ou de la totalité des cellules cérébrales.

Épine de Lenoir : excroissance osseuse en forme d'épine située au niveau du talon.

Fibrome utérin : tumeur bénigne formée de tissu fibreux.

Fibromyalgie : syndrome qui se caractérise par la présence de douleur localisée au niveau de points spécifiques, combinée à une importante fatigue.

Fibrose kystique : maladie héréditaire qui se traduit par une incapacité des glandes à produire des mucosités qui assurent une humidité correcte. Ces mucosités deviennent épaisses et collantes et endommagent les tissus.

Fièvre : élévation de la température du corps au-dessus de la normale, accompagnée d'un malaise général.

Flatulence : présence de gaz gastriques et intestinaux provoquant un ballonnement de l'estomac ou de l'intestin.

Foulure : Syn. d'entorse

Fracture : rupture brutale d'un os, survenant après un traumatisme d'une certaine violence, chez l'adulte sain, mais parfois après un traumatisme insignifiant chez le sujet âgé ou atteint de certaines maladies touchant les os.

Frigidité : impossibilité pour la femme d'éprouver une jouissance normale au cours des rapports sexuels.

Furoncle : infection d'un follicule pileux par le staphylocoque doré.

Gingivite : inflammation de la muqueuse buccale, localisée aux gencives.

Glaucome : affection de l'oeil caractérisée par une augmentation de sa pression interne, et conférant une dureté anormale à la palpation du globe à travers la paupière.

Goutte : maladie provoquée par une surcharge d'acide urique dans l'organisme. Elle se caractérise par des crises articulaires douloureuses, d'abord localisées au niveau du gros orteil.

Grippe : maladie infectieuse et contagieuse liée aux myxovirus influenzae A, B et C, évoluant sous forme de grandes pandémies entrecoupées de petites épidémies saisonnières localisées et dont la gravité est variable.

Grossesse : état de la femme enceinte, débutant le jour de la fécondation et se terminant le jour de l'accouchement.

Hémorroïde : tumeur relative aux varices constituée par la dilatation anormale d'une veine du rectum ou de l'anus.

Hépatite : atteinte hépatique d'origine virale dont les agents pathogènes sont doués d'un hépatotropisme prédominant (virus A ou IH, B ou SH).

Hernie hyatale : condition où une partie de l'estomac est poussée à travers une ouverture du diaphragme (muscle) au niveau du thorax, qui peut occasionner des douleurs et des brûlures épigastriques.

Herpès : affection due à un virus qui atteint la peau et les muqueuses.

Hyperactivité : état d'activité constante et d'instabilité de comportement, s'accompagnant de difficulté d'attention. S'observe principalement chez l'enfant.

Hypercholestérolémie : niveau élevé de cholestérol dans le sang.

Hypertension artérielle : augmentation de la pression artérielle, de la tension.

Hyperthyroïdie : hypersécrétion d'hormones thyroïdiennes.

Hypertrophie bénigne de la prostate : augmentation du volume de la prostate.

Hypoglycémie : abaissement du taux de la glycémie au-dessous du seuil de référence.

Hypothyroïdie : insuffisance de sécrétion d'hormones thyroïdiennes par la thyroïde.

Impuissance : incapacité pour le sujet masculin d'avoir une érection ou de maintenir une érection permettant un coït normal. La cause est d'ordre mécanique et non psychologique.

Incontinence : émission involontaire d'urines ou de selles.

Infertilité féminine : incapacité de concevoir un enfant.

Infertilité masculine : incapacité de concevoir un enfant.

Insomnie : privation de sommeil.

Intolérance au lactose : incapacité d'hydrolyser le lactose (sucre du lait), dû à l'absence de l'enzyme lactase.

Labyrinthite : inflammation du labyrinthe (ensemble des cavités de l'oreille interne), causant des vertiges, de la surdité et des bourdonnements.

Lithiases biliaires : formation de pierres, ou de calculs dans les voies biliaires.

Lithiases urinaires : formation de pierres, ou de calculs dans les voies urinaires.

Lupus érythémateux : maladie inflammatoire chronique d'origine auto-immunitaire, qui peut affecter plusieurs organes, dont la peau et les reins.

Maladie coeliaque : se caractérise par des diarrhées entraînées par l'intolérance intestinale au gluten.

Maladie d'Alzheimer : démence dégénérative avec atrophie du cerveau, survenant entre 50 et 70 ans. Son évolution est progressive, touchant la pensée, l'humeur, la motricité.

Maladie de Crohn : atteinte du tube digestif plus classiquement localisée à l'iléon. Les lésions se suivent avec alternance de zones saines.

Maladie de Ménière : modification de la tension des liquides de l'oreille interne menant à une surdité, des bourdonnements d'oreilles et des vertiges.

Maladie de Raynaud : trouble de vasomotricité artérielle touchant les extrémités des membres. Evolue par crises durant lesquelles la peau des doigts et des orteils devient blême, cyanosée puis douloureuse.

Maniaco-dépression : maladie mentale caractérisée par l'alternance d'accès dépressifs de type mélancolique et d'accès d'excitation de type maniaque.

Mal de gorge : inflammation aiguë du pharynx, souvent localisée uniquement aux amygdales (amygdalite).

Méningite : inflammation des méninges, membranes enveloppant le système nerveux central.

Ménopause : cessation des activités ovariennes et disparition totale de la menstruation chez la femme.

Migraine : douleur siégeant au crâne, souvent très violente et accompagnée de nausées et de troubles oculaires.

Mononucléose : maladie infectieuse d'origine virale qui s'attaque surtout aux organes lymphoïdes (amygdales, ganglions, rate).

Mycose : infection causée par un champignon microscopique.

Narcolepsie : besoin irrésistible de dormir, survenant par accès.

Néphrite : inflammation du rein.

Obésité : excès de la masse adipeuse répartie de façon généralisée dans l'organisme.

Oreillons : maladie virale qui se caractérise par une parotidite (inflammation des glandes salivaires parotides).

Ostéoporose : fragilité osseuse due à un amenuisement des lamelles osseuses, donnant au tissu osseux un caractère poreux.

Otite aiguë : inflammation de l'oreille.

Pancréatite : inflammation du pancréas.

Parasitose : affection d'étiologie parasitaire.

Pellicules : fines lamelles de peau qui se détachent du cuir chevelu, en produisant une desquamation.

Phlébite : inflammation d'une veine pouvant provoquer la formation d'un caillot.

Piqûre d'insecte : plaie cutanée ponctuelle causée par un insecte souvent associée à une inflammation, à des démangeaisons et à une sensation de brûlure.

Pneumonie : affection liée à la localisation directe dans le parenchyme pulmonaire de bactéries Gram+ ou Gram-, caractérisée par une lésion homogène d'alvéolite inflammatoire et déterminant un syndrome radioclinique très évocateur de condensation parenchymateuse segmentaire ou lobaire.

Prostatite : inflammation aiguë ou chronique de la prostate.

Psoriasis : dermatose bénigne érythématosquameuse, localisée aux coudes, genoux, région sacrée et cuir chevelu.

Reflux gastro-oesophagien : retour du contenu stomacal dans l'œsophage, générant des brûlements et des irritations oesophagiennes.

Rhume : toutes affections produisant de la toux.

Saignement du nez : saignement provenant des fosses nasales.

Sclérodermie : maladie des fibres collagènes du derme, qui durcira la peau et en réduira sa mobilité et sa souplesse.

Sclérose en plaque : affection du système nerveux et de la moelle épinière, lentement progressive caractérisée par une démyélinisation localisée de la substance blanche. Des signes neurologiques très polymorphes évoluent par phases de poussées et de rémissions.

Sida : infection contagieuse grave provoquée par le virus HIV, transmise surtout par les rapports sexuels et par transfusion de sang. Correspond à une perte d'activité des lymphocytes T, ce qui laisse la voie ouverte à des infections multiples et à la formation de tumeurs.

Sinusite : inflammation aiguë ou chronique d'un sinus de la face. Il peut exister une atteinte du périoste sous-jacent.

Sport (entraînement sportif) : programme d'activité physique visant à améliorer la force et l'endurance musculaire ainsi que l'état physique en général.

Stress : tension ou agression s'exerçant contre l'organisme, et la réponse ou la réaction non-spécifique de l'organisme à cette agression.

Syndrome de fatigue chronique : syndrome qui se caractérise par une fatigue persistante qui ne s'estompe pas avec une sieste et qui réduit de 50% la capacité à réaliser ses activités quotidiennes, pendant une période minimale de 6 mois.

Syndrome du côlon irritable : trouble fonctionnel intestinal se caractérisant par des spasmes, des diarrhées, de la constipation, des ballonnements, dus vraisemblablement à une muqueuse trop sensible.

Syndrome du tunnel carpien : compression du nerf carpien menant à une paralysie au niveau des 4 premiers doigts de la main.

Syndrome prémenstruel : se définit par un groupe de symptômes récurrents (cycliques) apparaissant une à deux semaines avant les menstruations. Il comprend une grande variété de symptômes psychologiques (irritabilité, tension, anxiété, sautes d'humeur, agressivité, manque de concentration, dépression, pertes de mémoire, confusion mentale, fatigue, insomnie, changement de la libido et physiologiques (rétention d'eau, prise de poids, ballonnements, sensibilité des seins, céphalée, inconfort et douleurs pelviennes, diarrhée, augmentation de l'appétit, fringales de sucre, douleurs ou courbatures généralisées, fatigue physique et faiblesse).

Tabagisme : intoxication par le tabac.

Tendinite : inflammation d'un tendon, due à un traumatisme physique.

Thrombose : formation d'un caillot sanguin obstruant la lumière d'un vaisseau sanguin.

Ulcère buccal : ulcération superficielle douloureuse de la muqueuse buccale (aphte).

Ulcère gastro-intestinal : ulcère logé au niveau de la muqueuse gastrique ou duodénale (première partie de l'intestin grêle) qui est créé par la perte du revêtement muqueux, et dont la cicatrisation est difficile.

Ulcère variqueux : plaie causée par une perte du revêtement épithélial rendant la cicatrisation difficile.

Urticaire : enflures rosées ou rouges sur la peau, par plaques et s'accompagnant de démangeaisons.

Vaginite : affection due à l'inflammation du vagin.

Varice : dilatation permanente d'une veine qui a perdu son élasticité naturelle et altération pathologique de ses parois.

Varicelle : maladie virale, infectieuse qui se manifeste par l'apparition, en vagues successives, de petites vésicules qui sèchent au bout de plusieurs jours.

Vergetures : stries longitudinales larges de quelques millimètres, apparaissant au niveau du bassin, des fesses et des seins produites par la perte d'élasticité locale induite par l'atrophie linéaire cutanée.

Verrue : tumeur bénigne de l'épiderme, provoquée par un virus ou sans cause connue.

Zona : maladie infectieuse due au virus de la varicelle-zona, se traduisant par des éruptions de vésicules sur le trajet d'un nerf, accompagnée d'une adénopathie. Les séquelles sont douloureuses.

Z

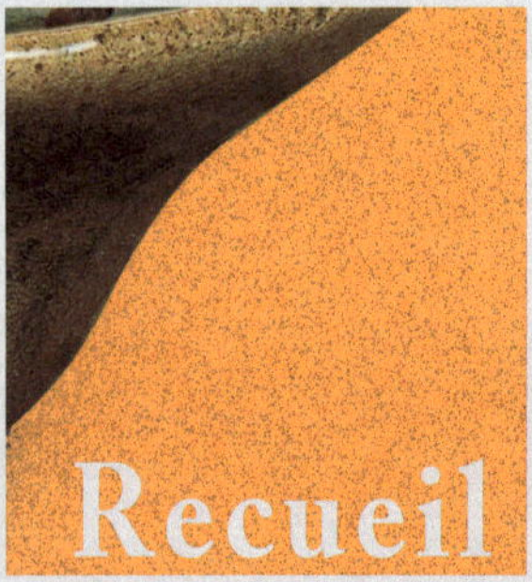

Recueil des traitements

La nutrithérapie constitue une alternative de choix pour aider à contrer la plupart des maux rencontrés au sein de la société actuelle. Toutefois, certaines mises en garde s'imposent avant d'entreprendre un des protocoles thérapeutiques proposés dans le présent chapitre.

Il est tout d'abord suggéré de consulter un professionnel de la santé qualifié qui vous aidera à faire un choix éclairé face aux suppléments les mieux adaptés à votre situation. Cette personne pourra de plus, confirmer qu'il n'y a aucune contre-indication entre le protocole nutrithérapeutique proposé et les autres démarches de santé entreprises (traitements médicaux, phytothérapie, aromathérapie, etc.), s'il y a lieu.

Il est à noter que les dosages proposés dans cet ouvrage sont des posologies quotidiennes, conçues pour les adultes. Celles-ci devront être adaptées, lorsque le traitement s'applique à un enfant. Ensuite, il est important de retenir que les traitements proposés ne remplacent, en aucun temps, la médication prescrite par le médecin.

Les suppléments alimentaires ont été énumérés par ordre alphabétique et non par ordre d'importance. La liste étant assez longue pour certaines pathologies, un maximum de cinq types de suppléments différents sera sélectionné à la fois et ingéré en respectant les points énumérés à la page 28. Ce choix dépendra des besoins spécifiques de chaque individu. De plus, une rotation des suppléments à moyen et à long terme, maximisera leur activité thérapeutique.

Enfin, l'application concomitante des recommandations alimentaires, présentées dans la première partie de cet ouvrage, favorisera la réussite des traitements entrepris.

Abcès : RDM p. 49

Complexe B : 50 mg 2 fois par jour
Vitamine A : 50 000 UI les 5 premiers jours, 25 000 UI les 5 jours suivants et 15 000 UI par la suite (1)
Vitamine C : 1 000 mg toutes les 2 heures (6)
Vitamine E : 400 UI 2 fois par jour (2)
Zinc : 25 mg 3 fois par jour

Accident vasculaire cérébral : RDM p. 49

Acide gras oméga-3 : 1000 mg 3 fois par jour
Bioflavonoïdes : 500 mg 3 fois par jour
Calcium : 500 mg 3 fois par jour
Complexe B : 50 mg 3 fois par jour
Magnésium : 250 mg 3 fois par jour
Niacine : 50 à 100 mg 3 fois par jour
Vitamine C : 1 000 mg 3 fois par jour (6)
Vitamine E : 400 UI 2 fois par jour

A

Acné : RDM p. 49

Acide gras oméga-3 : 1000 mg 3 fois par jour
Complexe B : 100 mg 3 fois par jour
Sélénium : 200 mcg (3)
Vitamine A : 10 000 UI 3 fois par jour (1)
Vitamine B_6 : 50 mg 3 fois par jour
Vitamine C : 1 000 mg 3 fois par jour (6)
Vitamine E : 400 UI 2 fois par jour (2)
Zinc : 25 mg 3 fois par jour

Acouphène : RDM p. 49

Acide gras oméga-3 : 1000 mg 3 fois par jour
Calcium : 500 mg 3 fois par jour
Coenzyme Q_{10} : 50 mg 2 fois par jour
Complexe B : 100 mg 3 fois par jour
Magnésium : 250 mg 3 fois par jour
Niacine : 25 mg 3 fois par jour
Vitamine A : 10 000 UI 3 fois par jour (1)
Vitamine C : 1 000 mg 3 fois par jour (6)
Vitamine D : 400 UI
Vitamine E : 400 UI 2 fois par jour

Allergie : RDM p. 49

Acide gras oméga-3 : 1000 mg 3 fois par jour
Bétasitostérol : 60 mg 3 fois par jour
Choline : 100 mg 2 fois par jour
Complexe B : 100 mg 3 fois par jour
Curcuminoïdes : 100 mg 3 fois par jour
Inositol : 100 mg 2 fois par jour
L-Méthionine : 50 mg 3 fois par jour
Pancréatine : suivre la posologie du fabricant (4)
Probiotiques : au moins 5 milliards 3 fois par jour
Vitamine A : 20 000 UI 3 fois par jour (1)
Vitamine C : 1 000 mg 3 fois par jour (6)

Alopécie : RDM p. 49

Acide gras oméga-3 : 1000 mg 3 fois par jour
Acide gras oméga-6 : 300 mg 3 fois par jour
Complexe B : 100 mg 3 fois par jour
Complexe multiminéral : suivre la posologie du fabricant
Inositol : 100 mg 2 fois par jour
L-Cystéine : 500 mg 2 fois par jour
Lécithine : 1 200 mg 3 fois par jour
L-Méthionine : 500 mg 2 fois par jour
Silicium : 500 mcg 2 fois par jour
Vitamine C : 1 000 mg 3 fois par jour (6)
Vitamine E : 400 UI 2 fois par jour

Amnésie : RDM p. 49

Acide gras oméga-3 : 1000 mg 3 fois par jour
Bore : 3 mg 2 fois par jour
Coenzyme Q_{10} : 50 mg 2 fois par jour
Complexe B : 100 mg 3 fois par jour
L-Carnitine : 500 mg 2 fois par jour
Lécithine : 1 200 mg 3 fois par jour
L-Glutamine : 500 mg 2 fois par jour
Vitamine C : 1 000 mg 3 fois par jour (6)
Vitamine E : 400 UI 2 fois par jour

Amygdalite : RDM p. 49

Acide gras oméga-3 : 1000 mg 3 fois par jour
Probiotiques : au moins 5 milliards 3 fois par jour (8)
Vitamine A : 15 000 UI 3 fois par jour (1)
Vitamine C : 1 000 mg toutes les 2 heures (6)
Vitamine E : 400 UI
Zinc : 25 mg 3 fois par jour

Anémie : RDM p. 49

Acide folique : 800 mcg 3 fois par jour
Complexe B : 50 mg 3 fois par jour
Cuivre : 2 mg
Fer : 25 mg 2 fois par jour entre les repas
Vitamine B_{12} : 1 000 mcg 3 fois par jour
Vitamine C : 1 000 mg 3 fois par jour (6)
Vitamine E : 400 UI (5)
Zinc : 30 mg

Angine de poitrine : RDM p. 49

Acide gras oméga-3 : 1000 mg 3 fois par jour
Calcium : 500 mg 3 fois par jour
Coenzyme Q_{10} : 100 mg 3 fois par jour
Complexe B : 50 mg 3 fois par jour
L-Arginine : 500 mg 3 fois par jour
L-Carnitine : 500 mg 3 fois par jour
Lécithine : 1 200 mg 3 fois par jour
Magnésium : 250 mg 3 fois par jour
Niacine : 50 à 100 mg 3 fois par jour
Sélénium : 200 mcg (3)
Vitamine C : 1 000 mg 3 fois par jour (6)
Vitamine D : 400 UI
Vitamine E : 400 UI 2 fois par jour

Anorexie : RDM p. 49

Acide gras oméga-3 : 1000 mg 3 fois par jour
Acide gras oméga-6 : 300 mg 3 fois par jour
Complexe B : 100 mg 3 fois par jour
Complexe d'acides aminés : suivre la posologie du fabricant
Complexe multiminéral : suivre la posologie du fabricant
Cuivre : 3 mg
Magnésium : 500 mg
Pancréatine : suivre la posologie du fabricant
Probiotiques : au moins 5 milliards 3 fois par jour
Vitamine C : 1 000 mg 3 fois par jour (6)
Zinc : 40 mg 2 fois par jour

Anxiété : RDM p. 49

Acide gras oméga-3 : 1000 mg 3 fois par jour
Calcium : 1 000 mg 2 fois par jour
Chrome : 200 mcg
Complexe B : 100 mg 3 fois par jour
L-Glutamine : 500 mg 3 fois par jour
L-Théanine : 200 mg par jour
L-Tyrosine : 500 mg 3 fois par jour (7)
Magnésium : 500 mg 2 fois par jour
Vitamine C : 1 000 mg matin et midi (6)
Vitamine E : 400 UI 2 fois par jour

Artériosclérose : RDM p. 49

Acide gras oméga-3 : 1000 mg 3 fois par jour
Calcium : 500 mg 3 fois par jour
Choline : 100 mg 2 fois par jour
Complexe B : 100 mg 3 fois par jour
Complexe d'antioxydants : suivre la posologie du fabricant
Inositol : 100 mg 2 fois par jour
L-Méthionine : 500 mg
Magnésium : 250 mg 3 fois par jour
Vitamine C : 1 000 mg 3 fois par jour (6)
Vitamine D : 400 UI
Vitamine E : 400 UI 2 fois par jour

Arthrite rhumatoïde : RDM p. 49

Acide gras oméga-3 : 1000 mg 3 fois par jour
Acide pantothénique : 50 mg 4 fois par jour
Bétasitostérol : 60 mg 3 fois par jour
Complexe B : 50 mg 3 fois par jour
Cuivre : 3 mg
Curcuminoïdes : 100 mg 3 fois par jour
L-Cystéine : 500 mg 2 fois par jour
Manganèse : 15 mg
Sélénium : 200 mcg (3)
Sulfate de glucosamine : 500 mg 3 fois par jour
Vitamine A : 10 000 UI 3 fois par jour (1)
Vitamine B_6 : 50 mg
Vitamine C : 1 000 mg 3 fois par jour (6)
Vitamine D : 1000 UI 2 fois par jour
Vitamine E : 400 UI 2 fois par jour
Zinc : 50 mg

A
B

Arthrose : RDM p. 50

Acide gras oméga-3 : 1000 mg 3 fois par jour
Acide gras oméga-6 : 300 mg 3 fois par jour
Bore : 6 mg
Calcium : 500 mg 3 fois par jour
Complexe B : 100 mg 3 fois par jour
Cuivre : 1 à 2 mg
Magnésium : 250 mg 3 fois par jour
Sulfate de glucosamine : 500 mg 3 fois par jour
Vitamine A : 10 000 UI 3 fois par jour (1)
Vitamine B_6 : 50 mg 3 fois par jour
Vitamine C : 1 000 mg 3 fois par jour (6)
Vitamine D : 400 UI
Vitamine E : 400 UI 2 fois par jour
Zinc : 30 à 45 mg

Asthme : RDM p 50

Acide gras oméga-3 : 1000 mg 3 fois par jour
Calcium : 500 mg 3 fois par jour
Coenzyme Q_{10} : 100 mg
Complexe B : 100 mg 3 fois par jour
Curcuminoïdes : 100 mg 3 fois par jour
L-Cystéine : 500 mg 2 fois par jour
Magnésium : 250 mg 3 fois par jour
Quercitine : 400 mg 3 fois par jour
Sélénium : 200 à 400 mcg (3)
Vitamine A : 15 000 UI 3 fois par jour (1)
Vitamine C : 1 000 mg 3 fois par jour (6)
Vitamine E : 400 UI

Athérosclérose : RDM p. 50

Acide gras oméga-3 : 1000 mg 3 fois par jour
Bétasitostérol : 60 mg 3 fois par jour
Calcium : 500 mg 3 fois par jour
Choline : 100 mg 2 fois par jour
Complexe B : 100 mg 3 fois par jour
Complexe d'antioxydants : suivre la posologie du fabricant
Inositol : 100 mg 2 fois par jour
L-Méthionine : 500 mg
Magnésium : 250 mg 3 fois par jour
Sélénium : 200 mcg (3)
Vitamine C : 1 000 mg 3 fois par jour (6)
Vitamine D : 400 UI
Vitamine E : 400 UI 2 fois par jour

Bronchite : RDM p. 50

Acide gras oméga-3 : 1000 mg 3 fois par jour
Coenzyme Q_{10} : 60 mg
Curcuminoïdes : 100 mg 3 fois par jour
Vitamine A : 20 000 UI 3 fois par jour (1)
Vitamine C : 1 000 mg toutes les 2 heures (6)
Vitamine E : 400 UI 2 fois par jour

Brûlure : RDM p. 50

Acide gras oméga-3 : 1000 mg 3 fois par jour
Acide gras oméga-6 : 300 mg 3 fois par jour
Calcium : 500 mg 3 fois par jour
Complexe B : 150 mg 3 fois par jour
Complexe d'acides aminés : suivre la posologie du fabricant
Magnésium : 250 mg 3 fois par jour

Sulfate de glucosamine : 500 mg 3 fois par jour
Vitamine A : 50 000 UI les 5 premiers jours, 25 000 UI les 5 jours suivants et 15 000 UI par la suite (1)
Vitamine C : 1 000 mg 3 fois par jour (6)
Vitamine D : 400 UI
Vitamine E : 400 UI 2 fois par jour
Zinc : 30 mg 3 fois par jour

Bursite : RDM p. 50
Calcium : 500 mg 3 fois par jour
Curcuminoïdes : 100 mg 3 fois par jour
Magnésium : 250 mg 3 fois par jour
Silicium : 50 mcg 3 fois par jour
Sulfate de glucosamine : 500 mg 3 fois par jour
Vitamine A : 10 000 UI 3 fois par jour (1)
Vitamine C : 1 000 mg 3 fois par jour (6)
Vitamine D : 400 UI
Vitamine E : 400 UI 3 fois par jour

Cancer : RDM p. 50
Acide gras oméga-3 : 1000 mg 3 fois par jour
Bétasitostérol : 60 mg 3 fois par jour
Complexe B : 100 mg 3 fois par jour
Complexe d'acides aminés : suivre la posologie du fabricant
Complexe d'antioxydants : suivre la posologie du fabricant
Curcuminoïdes : 100 mg 3 fois par jour
L-Taurine : 100 mg 3 fois par jour
Vitamine A : 15 000 UI 3 fois par jour (1)
Vitamine C : 1 000 mg 3 fois par jour (6)
Vitamine D : 1000 UI 2 fois par jour

Candidose : RDM p. 50
Acide gras oméga-3 : 1000 mg 3 fois par jour
Complexe B : 100 mg 3 fois par jour
Complexe d'antioxydants : suivre la posologie du fabricant
Pancréatine : suivre la posologie du fabricant
Probiotiques : au moins 5 milliards 3 fois par jour
Vitamine A : 15 000 UI 3 fois par jour (1)
Vitamine C : 1 000 mg 3 fois par jour (6)

Cataracte : RDM p. 50
Coenzyme Q_{10} : 30 mg 2 fois par jour
Complexe d'antioxydants : suivre la posologie du fabricant
L-Cystéine : 500 mg 2 fois par jour
L-Glutamine : 500 mg 2 fois par jour
L-Glycine : 500 mg 2 fois par jour
Sélénium : 200 mcg 2 fois par jour (3)
Vitamine A : 15 000 UI 3 fois par jour (1)
Vitamine C : 1 000 mg 3 fois par jour (6)
Vitamine E : 400 UI 2 fois par jour

Cellulite : RDM p. 50
Acide gras oméga-3 : 1000 mg 3 fois par jour
Acide gras oméga-6 : 300 mg 3 fois par jour
Silicium : 500 mcg 2 fois par jour
Vitamine A : 15 000 UI 3 fois par jour (1)
Vitamine C : 1 000 mg 3 fois par jour (6)
Vitamine E : 400 UI 2 fois par jour

Céphalée : RDM p. 50
Acide gras oméga-3 : 1000 mg 3 fois par jour
Calcium : 500 mg 3 fois par jour
Coenzyme Q_{10} : 30 mg 2 fois par jour
Complexe B : 50 mg 3 fois par jour
Magnésium : 250 mg 3 fois par jour
Sulfate de glucosamine : 500 mg 3 fois par jour
Vitamine E : 400 UI 2 fois par jour

Cirrhose du foie : RDM p. 50
Choline : 100 mg 2 fois par jour
Complexe B : 100 mg 3 fois par jour
Complexe d'acides aminés : suivre la posologie du fabricant
Complexe d'antioxydants : suivre la posologie du fabricant
Inositol : 100 mg 2 fois par jour

L-Carnitine : 500 mg
Pancréatine : 300 mg 3 fois par jour (4)
Vitamine A : 10 000 UI 3 fois par jour (1)
Vitamine C : 1 000 mg 3 fois par jour (6)

Colite ulcéreuse : RDM p. 50
Acide gras oméga-3 : 1000 mg 3 fois par jour
Calcium : 500 mg 2 fois par jour
Complexe B : 150 mg 3 fois par jour
Complexe d'acides aminés : suivre la posologie du fabricant
L-Glutamine : 500 mg 2 fois par jour
Magnésium : 500 mg
Pancréatine : 300 mg 3 fois par jour (4)
Prébiobiques : suivre la posologie du fabricant
Probiotiques : au moins 5 milliards 3 fois par jour
Sulfate de glucosamine : 500 mg 3 fois par jour
Vitamine A : 15 000 UI 3 fois par jour (1)
Vitamine C : 1 000 mg 3 fois par jour (6)
Vitamine E : 400 UI 2 fois par jour
Zinc : 30 mg 3 fois par jour

C

Conjonctivite : RDM p. 50
Complexe B : 150 mg 3 fois par jour
Vitamine B_6 : 50 mg 3 fois par jour
Vitamine A : 15 000 UI 3 fois par jour (1)
Vitamine C : 1 000 toutes les 2 heures (6)
Zinc : 30 mg 3 fois par jour

Constipation : RDM p. 50
Acide gras oméga-3 : 1000 mg 3 fois par jour
Acide gras oméga-6 : 300 mg 3 fois par jour
Calcium : 500 mg 3 fois par jour
Complexe B : 100 mg 3 fois par jour
Magnésium : 250 mg 3 fois par jour
Pancréatine : 300 mg 3 fois par jour
Prébiotiques : suivre la posologie du fabricant
Probiotiquues : au moins 5 milliards 3 fois par jour
Vitamine D : 400 UI
Vitamine E : 400 UI

Coup de soleil : RDM p. 50
Acide gras oméga-3 : 1000 mg 3 fois par jour
Acide gras oméga-6 : 300 mg 3 fois par jour
Coenzyme Q_{10} : 30 mg 2 fois par jour
Complexe B : 50 mg 3 fois par jour
Complexe d'acides aminés : suivre la posologie du fabricant
Complexe multiminéral : suivre la posologie du fabricant
Silicium : 500 mcg 2 fois par jour
Vitamine A : 20 000 UI 3 fois par jour (1)
Vitamine C : 1 000 mg 3 fois par jour (6)
Vitamine E : 400 UI 2 fois par jour (2)
Zinc : 30 mg 3 fois par jour

Couperose : RDM p. 51
Acide gras oméga-3 : 1000 mg 3 fois par jour
Acide gras oméga-6 : 300 mg 3 fois par jour
Bioflavonoïdes : 500 mg 3 fois par jour
Complexe B : 100 mg 3 fois par jour
L-Cystéine : 500 mg 2 fois par jour
Silicium : 500 mcg 2 fois par jour
Vitamine A : 20 000 UI 3 fois par jour (1)
Vitamine C : 1 000 mg 3 fois par jour (6)
Vitamine E : 400 UI 2 fois par jour
Zinc : 30 mg 3 fois par jour

Crampe musculaire : RDM p. 51

Acide malique : 1 200 à 2 400 mg
Calcium : 500 mg 3 fois par jour
Coenzyme Q10 : 50 mg 2 fois par jour
Complexe B : 50 mg 3 fois par jour
Magnésium : 250 mg 3 fois par jour
Silicium : 300 mcg 3 fois par jour
Vitamine C : 1 000 mg 3 fois par jour (6)
Vitamine D : 400 UI
Vitamine E : 400 UI 2 fois par jour

Cystite : RDM p. 51

Acide gras oméga-3 : 1000 mg 3 fois par jour
Probiotiques : au moins 5 milliards 3 fois par jour
Vitamine A : 10 000 UI 3 fois par jour (1)
Vitamine C : 1 000 mg toutes les 2 heures (6)
Vitamine E : 400 UI
Zinc : 30 mg 2 fois par jour

Dégénérescence maculaire : RDM p. 51

Acide gras oméga-3 : 1000 mg 3 fois par jour
Coenzyme Q10 : 75 mg 1 à 2 fois par jour
Complexe d'antioxydants : suivre la posologie du fabricant
Niacine : 100 mg 3 fois par jour
Vitamine A : 20 000 UI 3 fois par jour (1)
Vitamine C : 1 000 mg 3 fois par jour (6)
Zinc : 30 mg 3 fois par jour

Dépression : RDM p. 51

Acide gras oméga-3 : 1000 mg 3 fois par jour
Calcium : 500 mg 3 fois par jour
Complexe B : 100 mg 3 fois par jour
Lécithine : 1 200 mg 3 fois par jour
L-Théanine : 200 mg par jour
L-Tyrosine : 500 mg 3 fois par jour (7)
Magnésium : 250 mg 3 fois par jour
Vitamine C : 500 à 1 000 mg 3 fois par jour (6)
Vitamine E : 400 UI

Diabète : RDM p. 51

Acide gras oméga-3 : 1000 mg 3 fois par jour
Acide alpha-lipoïque : 150 mg 3 fois par jour
Biotine : 50 mg
Chrome : 200 mcg 3 fois par jour
Coenzyme Q10 : 80 mg
Complexe B : 100 mg 3 fois par jour
L-Carnitine : 500 mg 2 fois par jour
L-Glutamine : 500 mg 2 fois par jour
L-Taurine : 500 mg 2 fois par jour
Magnésium : 250 mg 3 fois par jour
Manganèse : 30 mg
Pancréatine : 300 mg 3 fois par jour
Vanadium : 200 mcg 3 fois par jour
Vitamine C : 1 000 mg 3 fois par jour (6)
Vitamine E : 400 UI 2 fois par jour
Zinc : 30 mg 3 fois par jour

Diarrhée : RDM p. 51

Acide gras oméga-3 : 1000 mg 3 fois par jour
Acide gras oméga-6 : 300 mg 3 fois par jour
Calcium : 500 mg 3 fois par jour
Complexe B : 100 mg 3 fois par jour
Magnésium : 250 mg 3 fois par jour
Pancréatine : 300 mg 3 fois par jour (4)
Prébiotiques : suivre la posologie du fabricant
Probiotiques : au moins 5 milliards 3 x/ jour
Vitamine C : 500 mg 3 fois par jour (6)
Vitamine D : 400 UI
Vitamine E : 400 UI

Diverticulite : RDM p. 51

Acide gras oméga-3 : 1000 mg 3 fois par jour
Complexe B : 100 mg 3 fois par jour
L-Glutamine : 500 mg 2 fois par jour
Pancréatine : 300 mg 3 fois par jour (4)
Prébiotiques : suivre la posologie du fabricant
Probiotiques : au moins 5 milliards 3 fois par jour
Vitamine A : 15 000 UI 3 fois par jour (1)
Vitamine C : 1 000 mg 3 fois par jour (6)
Vitamine E : 400 UI 2 fois par jour

Dysménorrhée : RDM p. 51

Acide gras oméga-3 : 1000 mg 3 fois par jour
Acide gras oméga-6 : 300 mg 3 fois par jour
Calcium : 500 mg 3 fois par jour
Chrome : 200 mcg 2 fois par jour
Complexe B : 150 mg 3 fois par jour
Magnésium : 250 mg 3 fois par jour
Vitamine B_6 : 50 mg 3 fois par jour
Vitamine D : 400 UI
Vitamine E : 400 UI 2 fois par jour

Dyspepsie : RDM p. 51

Complexe B : 100 mg 3 fois par jour
Pancréatine : 300 mg 3 fois par jour
Prébiotiques : suivre la posologie du fabricant
Probiotiques : au moins 5 milliards 3 fois par jour
Sélénium : 100 mcg 3 fois par jour (3)

D
E

Ecchymose : RDM p. 51

Bioflavonoïdes : 500 mg 3 fois par jour
Complexe B : 100 mg 3 fois par jour
Silicium : 500 mcg 2 fois par jour
Vitamine A : 15 000 UI 3 fois par jour (1)
Vitamine C : 1 000 mg 3 fois par jour (6)
Vitamine E : 400 UI 2 fois par jour

Eczéma : RDM p. 51

Acide gras oméga-3 : 1000 mg 3 fois par jour
Complexe B : 100 mg 3 fois par jour
Complexe multiminéral : suivre la posologie du fabricant
Curcuminoïdes : 100 mg 3 fois par jour
Vitamine A : 25 000 UI 3 fois par jour (1)
Vitamine C : 1 000 mg 3 fois par jour (6)
Vitamine E : 400 UI 2 fois par jour (2)
Zinc : 30 mg 3 fois par jour

Emphysème : RDM p. 51

Acide gras oméga-3 : 1000 mg 3 fois par jour
Coenzyme Q_{10} : 60 mg
Cuivre : 3 mg
L-Cystéine : 500 mg 2 fois par jour
L-Méthionine : 500 mg 2 fois par jour
Vitamine A : 25 000 UI 3 fois par jour (1)
Vitamine C : 1 000 mg 3 fois par jour (6)
Vitamine E : 400 UI 2 fois par jour
Zinc : 30 mg 3 fois par jour

Endométriose : RDM p. 51

Acide gras oméga-3 : 1000 mg 3 fois par jour
Acide gras oméga-6 : 300 mg 3 fois par jour
Calcium : 500 mg 3 fois par jour
Complexe B : 100 mg 3 fois par jour
Magnésium : 250 mg 3 fois par jour
Vitamine B_5 : 50 mg 3 fois par jour
Vitamine B_6 : 25 mg 3 fois par jour
Vitamine C : 1 000 mg 3 fois par jour (6)
Vitamine D : 400 UI
Vitamine E : 400 UI 2 fois par jour

Entorse : RDM p. 51

Acide gras oméga-3 : 1000 mg 3 fois par jour
Calcium : 500 mg 3 fois par jour
L-Isoleucine : 500 mg 3 fois par jour
L-Leucine : 500 mg 3 fois par jour
L-Valine : 500 mg 3 fois par jour
Magnésium : 250 mg 3 fois par jour
Manganèse : 15 mg 2 fois par jour
Silicium : 250 mcg 2 fois par jour
Sulfate de glucosamine : 500 mg 3 fois par jour
Vitamine A : 15 000 UI 3 fois par jour (1)
Vitamine C : 1 000 mg 3 fois par jour (6)
Vitamine D : 400 UI
Vitamine E : 400 UI 2 fois par jour

Épilepsie : RDM p. 51

Calcium : 500 mg 3 fois par jour
Coenzyme Q10 : 30 mg 2 fois par jour
Complexe B : 100 mg 3 fois par jour
L-Carnitine : 500 mg
L-Tyrosine : 500 mg 3 fois par jour (7)
Magnésium : 250 mg 3 fois par jour
Taurine : 100 mg 3 fois par jour
Vitamine B_6 : 100 mg 3 fois par jour
Vitamine E : 400 UI 2 fois par jour

Épine de Lenoir : RDM p 51

Calcium : 500 mg 3 fois par jour
Magnésium : 500 mg 3 fois par jour
Vitamine C : 1 000 mg 3 fois par jour (6)
Vitamine D : 400 UI

Fibrome utérin : RDM p. 52

Acide gras oméga-3 : 1000 mg 3 fois par jour
Acide gras oméga-6 : 300 mg 3 fois par jour
Arginine : 500 mg
Coenzyme Q10 : 30 mg
Complexe B : 100 mg 3 fois par jour
Lysine : 500 mg
Vitamine A : 10 000 à 15 000 UI 3 fois par jour (1)
Vitamine C : 1 000 à 2 000 mg 3 fois par jour (6)
Vitamine E : 400 UI 2 fois par jour

Fibromyalgie : RDM p. 52

Acide gras oméga-3 : 1000 mg 3 fois par jour
Acide malique : 1 200 à 2 400 mg
Calcium : 500 mg 3 fois par jour
Coenzyme Q10 : 25 mg 3 fois par jour
Complexe B : 100 mg 3 fois par jour
Complexe d'antioxydants : suivre la posologie du fabricant
L-Carnitine : 500 mg
Lécithine : 1 200 mg 3 fois par jour
Magnésium : 250 mg 3 fois par jour
Probiotiques : au moins 5 milliards 3 fois par jour
Taurine : 500 mg
Vitamine C : 1 000 mg 3 fois par jour (6)

Fibrose kystique : RDM p. 52

Acide gras oméga-3 : 1000 mg 3 x/jour
Complexe B : 100 mg 3 fois par jour
Pancréatine : 300 mg 3 fois par jour (4)
Prébiotiques : suivre la posologie du fabricant
Probiotiques : au moins 5 milliards 3 fois par jour
Vitamine A : 15 000 UI 3 fois par jour (1)
Vitamine C : 1 000 mg 3 fois par jour (6)
Vitamine E : 400 UI 2 fois par jour
Zinc : 25 mg 3 fois par jour

Fièvre : RDM p. 52

Complexe d'acides aminés : suivre la posologie du fabricant
Vitamine A : 10 000 UI 3 fois par jour (1)
Vitamine C : 1 000 mg toutes les 2 heures (6)

Flatulences : RDM p. 52

Complexe B : 50 mg 3 fois par jour
Pancréatine : 300 mg 3 fois par jour (4)
Prébiotiques : suivre la posologie du fabricant
Probiotiques : au moins 5 milliards 3 fois par jour

Foulure : RDM p. 52

Acide gras oméga-3 : 1000 mg 3 fois par jour
Calcium : 500 mg 3 fois par jour
L-Isoleucine : 500 mg 3 fois par jour
L-Leucine : 500 mg 3 fois par jour
L-Valine : 500 mg 3 fois par jour
Magnésium : 250 mg 3 fois par jour
Manganèse : 15 mg 2 fois par jour
Silicium : 250 mcg 2 fois par jour
Sulfate de glucosamine : 500 mg 3 fois par jour

Vitamine A : 15 000 UI 3 fois par jour (1)
Vitamine C : 1 000 mg 3 fois par jour (6)
Vitamine D : 400 UI
Vitamine E : 400 UI 2 fois par jour

Fracture : RDM p. 52
Bore : 3 mg
Calcium : 500 mg 3 fois par jour
Complexe d'acides aminés : suivre la posologie du fabricant
Magnésium : 200 mg 3 fois par jour
Silicium : 300 mcg 3 fois par jour
Sulfate de glucosamine : 500 mg 3 fois par jour
Vitamine A : 15 000 UI 3 fois par jour (1)
Vitamine C : 500 mg 3 fois par jour (6)
Vitamine D : 400 UI
Zinc : 30 mg 3 fois par jour

Frigidité : RDM p. 52
Acide gras oméga-3 : 1000 mg 3 fois par jour
Acide gras oméga-6 : 300 mg 3 fois par jour
Complexe B : 100 mg 3 fois par jour
Lécithine : 1 200 mg 2 fois par jour
Magnésium : 200 mg 3 fois par jour
PABA : 100 mg
Vitamine C : 1 000 mg 3 fois par jour (6)
Vitamine E : 400 UI 2 fois par jour
Zinc : 25 mg 3 fois par jour

Furoncle : RDM p. 52
Acide gras oméga-3 : 1000 mg 3 fois par jour
Vitamine A : 50 000 UI les 5 premiers jours, 25 000 UI les 5 jours suivants et 15 000 UI par la suite (1)
Vitamine C : 1 000 mg 3 fois par jour (6)
Vitamine E : 400 UI 2 fois par jour (2)
Zinc : 50 mg

Gingivite : RDM p. 52
Acide gras oméga-3 : 1000 mg 3 fois par jour
Acide gras oméga-6 : 300 mg 3 fois par jour
Bioflavonoïdes : 500 mg 3 fois par jour
Calcium : 500 mg 3 fois par jour
Complexe B : 50 mg 3 fois par jour
Magnésium : 250 mg 3 fois par jour
Silicium : 300 mcg 3 fois par jour
Vitamine A : 15 000 UI 3 fois par jour (1)
Vitamine C : 1 000 mg 3 fois par jour (6)
Vitamine D : 400 UI
Vitamine E : 400 UI 2 fois par jour
Zinc : 25 mg 3 fois par jour

Glaucome : RDM p. 52
Acide gras oméga-3 : 1000 mg 3 fois par jour
Acide gras oméga-6 : 300 mg 3 fois par jour
Choline : 500 mg
Chrome : 200 à 400 mcg
Coenzyme Q10 : 30 mg 2 fois par jour
Complexe B : 100 mg 3 fois par jour
Complexe d'antioxydants : suivre la posologie du fabricant
Inositol : 500 mg
Magnésium : 200 mg 3 fois par jour
Niacine : 50 à 100 mg
Vitamine A : 15 000 UI 3 fois par jour (1)
Vitamine C : 500 mg 3 fois par jour (6)
Vitamine E : 400 UI 2 fois par jour
Zinc : 25 mg 3 fois par jour

Goutte : RDM p. 52
Acide gras oméga-3 : 1000 mg 3 fois par jour
Complexe B : 50 mg 3 fois par jour
Curcuminoïdes : 100 mg 3 fois par jour
Sulfate de glucosamine : 500 mg 3 fois par jour
Vitamine A : 15 000 UI 3 fois par jour (1)
Vitamine C : 1 000 mg 3 fois par jour (6)
Vitamine E : 400 UI 2 fois par jour
Zinc : 30 mg 3 fois par jour

Grippe : RDM p. 52

Complexe B : 100 mg 3 fois par jour

Complexe d'acides aminés : suivre la posologie du fabricant

Probiotiques : suivre la posologie du fabricant

Sélénium : 100 mcg 2 fois par jour (3)

Vitamine A : 15 000 UI 3 fois par jour (1)

Vitamine C : 1 000 mg toutes les 2 heures (6)

Zinc : 25 mg 3 fois par jour

Grossesse : RDM p. 52

Acide folique : 400 mcg

Acide gras oméga-3 : 1000 mg 3 fois par jour

Acide gras oméga-6 : 300 mg 3 fois par jour

Complexe B : 100 mg 3 fois par jour

Complexe multiminéral : suivre la posologie du fabricant

Fer : 30 mg

Prébiotiques : suivre la posologie du fabricant

Probiotiques : au moins 5 milliards 3 fois par jour

Vitamine C : 500 mg 3 fois par jour (6)

Vitamine D : 400 UI

Vitamine E : 400 UI (5)

Note : ce protocole devrait débuter 3 à 6 mois avant la conception.

Hémorroïdes : RDM p. 52

Bioflavonoïdes : 500 mg 3 fois par jour

Pancréatine : 300 mg 3 fois par jour

Prébiotiques : suivre la posologie du fabricant

Probiotiques : au moins 5 milliards 3 fois par jour

Vitamine A : 15 000 UI 3 fois par jour (1)

Vitamine C : 1 000 mg 3 fois par jour (6)

Vitamine E : 400 UI 2 fois par jour

Hépatite : RDM p. 52

Acide alpha-lipoïque : 150 mg 3 fois par jour

Acide gras oméga-3 : 200 mg 3 fois par jour

Complexe B : 100 mg 3 fois par jour

Complexe d'acides aminés : suivre la posologie du fabricant

Complexe d'antioxydants : suivre la posologie du fabricant

Lécithine : 1 200 mg 3 fois par jour

Pancréatine : 300 mg 3 fois par jour

Vitamine A : 5 000 UI 3 fois par jour (1)

Vitamine C : 1 000 mg 3 fois par jour (6)

Vitamine E : 400 UI 2 fois par jour

Hernie hiatale : RDM p. 53

Calcium : 500 mg 3 fois par jour

Complexe B : 50 mg 3 fois par jour

Magnésium : 250 mg 3 fois par jour

Pancréatine : 350 mg 3 fois par jour (4)

Probiotiques : au moins 5 milliards 3 fois par jour (10)

Herpès : RDM p. 53

Acide gras oméga-3 : 1000 mg 3 fois par jour

Acide gras oméga-6 : 300 mg 3 fois par jour

Complexe B : 100 mg 3 fois par jour

L-Lysine : 500 mg 3 fois par jour

Vitamine A : 15 000 UI 3 fois par jour (1)

Vitamine C : 1 000 mg toutes les 2 heures (6)

Vitamine E : 400 UI 2 fois par jour (2)

Zinc : 30 mg 3 fois par jour

Hyperactivité : RDM p. 53

Acide gras oméga-3 : 1000 mg 3 fois par jour

Acide gras oméga-6 : 300 mg 3 fois par jour

Calcium : 500 mg 3 fois par jour

Complexe B : 100 mg 3 fois par jour

L-Théanine : 200 mg par jour

Magnésium : 250 mg 3 fois par jour

Phosphatidylsérine : 100 mg 3 fois par jour

Vitamine C : 1 000 mg 3 fois par jour (6)

Hypercholestérolémie : RDM p. 53

Acide gras oméga-3 : 1000 mg 3 fois par jour
Bétasitostérol : 60 mg 3 fois par jour
Choline : 100 mg 2 fois par jour
Chrome : 200 mcg 2 fois par jour
Coenzyme Q10 : 75 mg 2 à 3 fois par jour
Complexe B : 50 mg 3 fois par jour
Inositol : 100 mg 2 fois par jour
L-Carnitine : 500 mg 2 fois par jour
Lécithine : 1 200 mg 3 fois par jour
L-Méthionine : 500 mg 3 fois par jour
Niacine : 100 mg 3 fois par jour
Prébiotiques : suivre la posologie du fabricant
Probiotiques : au moins 5 milliards 3 fois par jour
Vitamine C : 1 000 mg 3 fois par jour (6)
Vitamine E : 400 UI

H

Hypertension artérielle : RDM p. 53

Acide gras oméga-3 : 1000 mg 3 fois par jour
Bioflavonoïdes : 500 mg 3 fois par jour
Calcium : 500 mg 3 fois par jour
Coenzyme Q10 : 75 mg 2 à 3 fois par jour
Complexe B : 50 mg 3 fois par jour
Complexe d'antioxydants : suivre la posologie du fabricant
L-Arginine : 500 mg 3 fois par jour
L-Carnitine : 500 mg 2 fois par jour
Lécithine : 1 200 mg 3 fois par jour
L-Théanine : 200 mg par jour
Magnésium : 250 mg 3 fois par jour
Niacine : 50 à 100 mg
Vitamine C : 500 à 1 000 mg 3 fois par jour (6)

Hyperthyroïdie : RDM p. 53

Acide gras oméga-3 : 1000 mg 3 fois par jour
Complexe B : 100 mg 3 fois par jour
Vitamine C : 1 000 mg 3 fois par jour (6)
Vitamine E : 400 UI

Hypertrophie bénigne de la prostate : RDM p. 53

Acide gras oméga-3 : 1000 mg 3 fois par jour
Bétasitostérol : 60 mg 3 fois par jour
Comlexe B : 50 mg 3 fois par jour
L-Acide glutamique : 200 mg
L-Alanine : 200 mg
L-Glycine : 200 mg
Sélénium : 100 mcg 2 fois par jour
Vitamine C : 1 000 mg 3 fois par jour (6)
Vitamine E : 400 UI 2 fois par jour
Zinc : 30 mg 3 fois par jour

Hypoglycémie : RDM p. 53

Chrome : 200 mcg 2 fois par jour
Complexe B : 100 mg 3 fois par jour
L-Glutamine : 500 mg 3 fois par jour
Magnésium : 250 mg 3 fois par jour
Manganèse : 15 mg 2 fois par jour
Pancréatine : 300 mg 3 fois par jour
Prébiotiques : suivre la posologie du fabricant
Probiotiques : au moins 5 milliards 3 fois par jour
Vitamine A : 5 000 UI
Vitamine C : 1 000 mg 3 fois par jour (6)
Zinc : 30 mg 3 fois par jour

Hypothyroïdie : RDM p. 53

Acide gras oméga-3 : 1000 mg 3 fois par jour
Complexe B : 100 mg 3 fois par jour
Iode : 200 mcg 3 fois par jour
L-Tyrosine : 500 mg 2 fois par jour
Vitamine B_6 : 50 mg
Vitamine C : 1 000 mg 3 fois par jour (6)
Vitamine E : 400 UI 2 fois par jour

Impuissance : RDM p. 53

Acide gras oméga-3 : 1000 mg 3 fois par jour
Acide gras oméga-6 : 300 mg 3 fois par jour
Complexe B : 100 mg 3 fois par jour
Manganèse : 15 mg 2 fois par jour
Sélénium : 100 mcg 2 fois par jour
Vitamine C : 1 000 mg 3 fois par jour (6)
Vitamine E : 400 UI 2 fois par jour
Zinc : 30 mg 3 fois par jour

Incontinence : RDM p. 53

Calcium : 500 mg 3 fois par jour
Complexe B : 100 mg 3 fois par jour
Complexe d'acides aminés : suivre la posologie du fabricant
Magnésium : 250 mg 3 fois par jour
Vitamine A : 5 000 UI 3 fois par jour (1)
Vitamine E : 400 UI
Zinc : 20 mg 3 fois par jour

Infertilité féminine : RDM p. 53

Acide gras oméga-3 : 1000 mg 3 fois par jour
Acide gras oméga-6 : 300 mg 3 fois par jour
Complexe B : 100 mg 3 fois par jour
Manganèse : 15 mg 2 fois par jour
Vitamine A : 5 000 UI (1)
Vitamine C : 1 000 mg 3 fois par jour (6)
Vitamine E : 400 UI 2 fois par jour

Infertilité masculine : RDM p. 53

Acide gras oméga-3 : 1000 mg 3 fois par jour
Acide gras oméga-6 : 300 mg 3 fois par jour
Complexe B : 100 mg 3 fois par jour
L-Arginine : 500 mg 3 fois par jour
L-Carnitine : 500 mg 2 fois par jour
Manganèse : 15 mg 2 fois par jour
Sélénium : 100 mcg 2 fois par jour
Vitamine A : 10 000 UI 3 fois par jour
Vitamine C : 1 000 mg 3 fois par jour (6)
Vitamine E : 400 UI 2 fois par jour
Zinc : 30 mg 3 fois par jour

Insomnie : RDM p. 53

Calcium : 500 mg au lever et au coucher
Complexe B : 100 mg 3 fois par jour
L-Théanine : 200 mg par jour
Magnésium : 250 mg au lever et au coucher
Vitamine D : 400 UI

Intolérance au lactose : RDM p. 53

Lactase : suivre la posologie du fabricant
Probiotiques : au moins 5 milliards 3 fois par jour

Labyrinthite : RDM p. 53

Acide gras oméga-3 : 1000 mg 3 fois par jour
Calcium : 500 mg 3 fois par jour
Choline : 100 mg 3 fois par jour
Complexe B : 100 mg 3 fois par jour
Inositol : 100 mg 3 fois par jour
Magnésium : 250 mg 3 fois par jour
Vitamine A : 10 000 UI 3 fois par jour (1)
Vitamine C : 1 000 mg 3 fois par jour (6)
Vitamine D : 400 UI
Vitamine E : 400 UI 2 fois par jour

Lithiases biliaires : RDM p. 53

Acide gras oméga-3 : 1000 mg 3 fois par jour
Choline : 500 mg
Complexe B : 50 mg 3 fois par jour
Inositol : 500 mg
Lécithine : 1 200 mg 3 fois par jour
L-Glycine : 500 mg
L-Méthionine : 300 mg 3 fois par jour
L-Taurine : 500 mg
Pancréatine : 300 mg 3 fois par jour (4)
Vitamine C : 500 à 1 000 mg (6)
Vitamine E : 400 UI

Lithiases urinaires : RDM p. 53

Complexe B : 50 mg 3 fois par jour
L-Méthionine : 500 mg
Magnésium : 250 mg 3 fois par jour
Vitamine A : 15 000 UI 3 fois par jour (1)
Vitamine B_6 : 25 mg 3 fois par jour
Vitamine C : 1 000 mg 3 fois par jour (6)
Choisir une forme tamponnée (ascorbate)
Zinc : 25 mg 3 fois par jour

Lupus érythémateux : RDM p. 53

Acide gras oméga-3 : 1000 mg 3 fois par jour
Bioflavonoïdes : 150 mg 3 fois par jour
Calcium : 500 mg 3 fois par jour
Coenzyme Q10 : 30 à 60 mg 2 fois par jour
Complexe B : 100 mg 3 fois par jour
Complexe d'antioxydants : suivre la posologie du fabricant
Magnésium : 250 mg 3 fois par jour
Sulfate de glucosamine : 500 mg 3 fois par jour
Vitamine A : 15 000 UI 3 fois par jour (1)
Vitamine C : 1 000 mg 3 fois par jour (6)
Vitamine D : 1 000 UI 2 fois par jour
Zinc : 25 mg 3 fois par jour

Maladie cœliaque : RDM p. 53

Acide gras oméga-3 : 1000 mg 3 fois par jour
Acide gras oméga-6 : 300 mg 3 fois par jour
Calcium : 500 mg 3 fois par jour
Complexe B : 100 mg 3 fois par jour
Complexe d'acides aminés : suivre la posologie du fabricant
Magnésium : 250 mg 3 fois par jour
Pancréatine : 300 mg 3 fois par jour (4)
Prébiobiques : suivre la posologie du fabricant
Probiotiques : au moins 5 milliards 3 fois par jour
Vitamine A : 15 000 UI 3 fois par jour (1)
Vitamine C : 1 000 mg 3 fois par jour (6)
Vitamine D : 400 UI
Vitamine E : 400 UI 2 fois par jour

Maladie d'Alzheimer : RDM p. 54

Acide gras oméga-3 : 1000 mg 3 fois par jour
Bore : 3 mg
Calcium : 500 mg 3 fois par jour
Coenzyme Q10 : 100 mg 2 fois par jour
Complexe B : 100 mg 3 fois par jour
Complexe d'antioxydants : suivre la posologie du fabricant
L-Carnitine : 500 mg 2 fois par jour
Lécithine : 1 200 mg 3 fois par jour
Magnésium : 250 mg 3 fois par jour
Phosphatidylsérine : 300 mg 3 fois par jour
Vitamine C : 500 à 1 000 mg 3 fois par jour (6)
Vitamine E : 400 à 800 UI

Maladie de Crohn : RDM p. 54

Acide gras oméga-3 : 1000 mg 3 fois par jour
Calcium : 500 mg 2 fois par jour
Complexe B : 150 mg 3 fois par jour
Complexe d'acides aminés : suivre la posologie du fabricant
L-Glutamine : 500 mg 2 fois par jour
Magnésium : 500 mg
Pancréatine : 350 mg 3 fois par jour (4)
Prébiobiques : suivre la posologie du fabricant
Probiotiques : au moins 5 milliards 3 fois par jour
Sulfate de glucosamine : 500 mg 3 fois par jour
Vitamine A : 15 000 UI 3 fois par jour (1)
Vitamine C : 1 000 mg 3 fois par jour (6)
Vitamine D : 1 000 UI 2 fois par jour
Vitamine E : 400 UI 2 fois par jour
Zinc : 30 mg 2 fois par jour

Maladie de Ménière : RDM p. 54

Acide gras oméga-3 : 1000 mg 3 fois par jour
Calcium : 500 mg 3 fois par jour
Coenzyme Q10 : 50 mg 2 fois par jour
Complexe B : 100 mg 3 fois par jour
Magnésium : 250 mg 3 fois par jour
Manganèse : 5 mg 3 fois par jour
Vitamine C : 1 000 mg 3 fois par jour (6)
Vitamine D : 400 UI
Vitamine E : 400 UI 2 fois par jour

Maladie de Raynaud : RDM p. 54

Acide gras oméga-3 : 1000 mg 3 fois par jour
Bioflavonoïdes : 500 mg 3 fois par jour
Calcium : 500 mg 3 fois par jour
Coenzyme Q10 : 100 mg 2 fois par jour
Complexe B : 100 mg 3 fois par jour
Magnésium : 250 mg 3 fois par jour
Vitamine B_3 (niacine) : 50 mg
Vitamine C : 1 000 mg 3 fois par jour (6)
Vitamine D : 400 UI
Vitamine E : 400 UI 2 fois par jour

Maniaco-dépression : RDM p. 54

Acide gras oméga-3 : 1000 mg 3 fois par jour
Calcium : 500 mg 3 fois par jour
Complexe B : 100 mg 3 fois par jour
L-Taurine : 500 mg 3 fois par jour
L-Tyrosine : 500 mg 2 fois par jour (7)
Magnésium : 250 mg 3 fois par jour
Vitamine C : 1 000 mg 3 fois par jour (6)
Vitamine D : 400 UI
Vitamine E : 400 UI 2 fois par jour
Zinc : 25 mg 3 fois par jour

Mal de gorge : RDM p. 54

Acide gras oméga-3 : 1000 mg 3 fois par jour
Probiotiques : au moins 5 milliards 3 fois par jour (8)
Vitamine A : 15 000 UI 3 fois par jour (1)
Vitamine C : 1 000 mg toutes les 2 heures (6)
Vitamine E : 400 UI
Zinc : 25 mg 3 fois par jour

Méningite : RDM p. 54

Acide gras oméga-3 : 1000 mg 3 fois par jour
Complexe d'acides aminés : suivre la posologie du fabricant
L-Taurine : 500 mg 2 fois par jour
Probiotiques : au moins 5 milliards 3 fois par jour
Vitamine A : 15 000 UI 3 fois par jour (1)
Vitamine C : 1 000 mg toutes les 2 heures (6)
Zinc : 25 mg 3 fois par jour

Ménopause : RDM p. 54

Acide gras oméga-3 : 1000 mg 3 fois par jour
Acide gras oméga-6 : 300 mg 3 fois par jour
Bore : 3 mg
Calcium : 500 mg 3 fois par jour
Coenzyme Q10 : 50 mg 2 fois par jour
Complexe B : 100 mg 3 fois par jour
Isoflavones : 40 à 80 mg par jour
Magnésium : 250 mg 3 fois par jour
Sélénium : 200 mcg
Vitamine C : 1 000 mg 3 fois par jour (6)
Vitamine D : 400 UI
Vitamine E : 400 UI 2 fois par jour

Migraine : RDM p. 54

Acide gras oméga-3 : 1000 mg 3 fois par jour
Calcium : 500 mg 3 fois par jour
Coenzyme Q10 : 30 mg 2 fois par jour
Complexe B : 100 mg 3 fois par jour
Complexe d'antioxydants : suivre la posologie du fabricant
Lécithine : 1 200 mg 3 fois par jour
Magnésium : 250 mg 3 fois par jour
Vitamine C : 1 000 mg 3 fois par jour (6)
Vitamine D : 400 UI
Vitamine E : 400 UI

Mononucléose : RDM p. 54

Acide gras oméga-3 : 1000 mg 3 fois par jour
Acide gras oméga-6 : 300 mg 3 fois par jour
Complexe B : 100 mg 3 fois par jour
Complexe d'antioxydants : suivre la posologie du fabricant
Vitamine A : 10 000 UI 3 fois par jour (1)
Vitamine C : 1 000 mg toutes les 2 heures (6)
Vitamine E : 400 UI 2 fois par jour
Zinc : 25 mg 3 fois par jour

Mycose : RDM p. 54

Complexe B : 100 mg 3 fois par jour
Probiotiques : au moins 5 milliards 3 fois par jour (8)
Vitamine A : 10 000 UI 3 fois par jour (1)
Vitamine C : 1 000 mg toutes les 2 heures (6)
Vitamine E : 400 UI 2 fois par jour
Zinc : 25 mg 3 fois par jour

Narcolepsie : RDM p. 54

Acide gras oméga-3 : 1000 mg 3 fois par jour
Calcium : 500 mg 3 fois par jour
Chrome : 100 mcg 2 fois par jour
Coenzyme Q10 : 30 mg 2 fois par jour
Complexe B : 150 mg 3 fois par jour
Lécithine : 1 200 mg 3 fois par jour
L-Glutamine : 500 mg 2 fois par jour
L-Tyrosine : 500 mg 2 fois par jour (7)
Magnésium : 250 mg 3 fois par jour
Vitamine C : 1 000 mg 3 fois par jour (6)
Vitamine D : 400 UI
Vitamine E : 400 UI 2 fois par jour

Néphrite : RDM p. 54

Acide gras oméga-3 : 1000 mg 3 fois par jour
Probiotiques : au moins 5 milliards 3 fois par jour
Vitamine A : 10 000 UI 3 fois par jour (1)
Vitamine C : 1 000 mg toutes les 2 heures (6)
Vitamine E : 400 UI
Zinc : 30 mg 2 fois par jour

Obésité : RDM p. 54

Acide gras oméga-3 : 1000 mg 3 fois par jour
Calcium : 500 mg 3 fois par jour
Choline : 100 mg 3 fois par jour
Chrome : 200 mcg 2 à 3 fois par jour
Coenzyme Q10 : 100 mg 3 fois par jour
Complexe B : 100 mg 3 fois par jour
Complexe d'antioxydants : suivre la posologie du fabricant
Inositol : 100 mg 3 fois par jour
L-Carnitine : 500 mg 3 fois par jour
L-Glutamine : 500 mg 3 fois par jour
L-Tyrosine : 500 mg 2 fois par jour (7)
Pancréatine : 300 mg 3 fois par jour
Prébiobiques : suivre la posologie du fabricant
Probiotiques : au moins 5 milliards 3 fois par jour
Vitamine C : 1 000 mg 3 fois par jour (6)

Vitamine D : 400 UI
Zinc : 30 mg 3 fois par jour

Ongles cassants

Calcium : 500 mg 3 fois par jour
Complexe B : 100 mg 3 fois par jour
Complexe d'acides aminés : suivre la posologie du fabricant
L-Cystéine : 500 mg 2 fois par jour
Magnésium : 250 mg 3 fois par jour
Silicium : 500 mcg 2 fois par jour
Vitamine A : 15 000 UI 3 fois par jour (1)
Vitamine C : 1 000 mg 3 fois par jour (6)
Vitamine D : 400 UI
Zinc : 30 mg 3 fois par jour

Oreillons : RDM p. 54

Complexe B : 100 mg 3 fois par jour
Probiotiques : au moins 5 milliards 3 fois par jour
Vitamine A : 15 000 UI 3 fois par jour (1)
Vitamine C : 1 000 mg toutes les 2 heures (6)
Zinc : 25 mg 3 fois par jour

Ostéoporose : RDM p. 54

Bore : 3 mg
Calcium : 500 mg 3 fois par jour
Complexe B : 50 mg 3 fois par jour
Cuivre : 3 mg
Magnésium : 250 mg 3 fois par jour
Manganèse : 15 mg
Silicium : 500 mcg 2 fois par jour
Sulfate de glucosamine : 500 mg 3 fois par jour
Vitamine A : 5 000 UI
Vitamine C : 1 000 mg 3 fois par jour (6)
Vitamine D : 400 UI
Zinc : 30 mg 3 fois par jour

Otite : RDM p. 54

Acide gras oméga-3 : 1000 mg 3 x/jour
Complexe B : 50 mg 3 fois par jour
Vitamine A : 15 000 UI 3 fois par jour (1)
Vitamine C : 500 à 1 000 mg toutes les 2 heures (6)
Vitamine E : 400 UI 2 fois par jour
Zinc : 25 mg 3 fois par jour

Pancréatite : RDM p. 54

Acide gras oméga-3 : 350 mg 3 fois par jour
Choline : 100 mg 3 fois par jour
Chrome : 200 mcg 3 fois par jour
Complexe B : 50 mg 3 fois par jour
Complexe d'acides aminés : suivre la posologie du fabricant
Complexe d'antioxydants : suivre la posologie du fabricant
Inositol : 100 mg 3 fois par jour
Magnésium : 500 mg 3 fois par jour
Pancréatine : 500 mg 3 fois par jour (4)
Vitamine C : 1 000 mg 3 fois par jour (6)

Parasitose : RDM p. 54

Acide gras oméga-3 : 1000 mg 3 fois par jour
Acide gras oméga-6 : 300 mg 3 fois par jour
Complexe B : 100 mg 3 fois par jour
Pancréatine : 300 mg 3 fois par jour
Prébiobiques : suivre la posologie du fabricant
Probiotiques : au moins 5 milliards 3 fois par jour
Vitamine C : 1 000 mg 3 fois par jour (6)
Vitamine E : 400 UI 2 fois par jour

Pellicules : RDM p. 54
Acide gras oméga-3 : 1000 mg 3 fois par jour
Complexe B : 100 mg 3 fois par jour
L-Cystine : 250 mg 2 fois par jour
Lécithine : 1 200 mg 3 fois par jour
Sélénium : 200 mcg (3)
Vitamine A : 15 000 UI 3 fois par jour (1)
Vitamine E : 400 UI

Phlébite : RDM p. 55
Acide gras oméga-3 : 1000 mg 3 fois par jour
Coenzyme Q10 : 100 mg 2 fois par jour
Complexe d'antioxydants : suivre la posologie du fabricant
L-Carnitine : 500 mg 2 fois par jour
L-Cystéine : 500 mg 2 fois par jour
Lécithine : 1 200 mg 3 fois par jour
L-Méthionine : 500 mg 2 fois par jour
Sulfate de glucosamine : 500 mg 3 fois par jour
Vitamine C : 1 000 mg 3 fois par jour (6)
Vitamine E : 400 UI

Piqûre d'insecte : RDM p. 55
Calcium : 500 mg 3 fois par jour
Complexe B : 100 mg 3 fois par jour
Vitamine A : 15 000 UI 3 fois par jour
Vitamine B_5 : 150 mg 3 fois par jour
Vitamine C : 1 000 mg 3 fois par jour (6)
Vitamine E : 400 UI (2)
Zinc : 25 mg 3 fois par jour

Pneumonie : RDM p. 55
Acide gras oméga-3 : 1000 mg 3 fois par jour
Acide gras oméga-6 : 300 mg 3 fois par jour
Coenzyme Q10 : 30 mg 3 fois par jour
Complexe B : 100 mg 3 fois par jour
Complexe d'acides aminés : suivre la posologie du fabricant
L-Carnitine : 500 mg 3 fois par jour
L-Cystéine : 500 mg 3 fois par jour
Vitamine A : 20 000 UI 3 fois par jour (1)
Vitamine C : 1 000 mg toutes les 2 heures (6)
Vitamine E : 400 UI 2 fois par jour
Zinc : 30 mg 3 fois par jour

Prostatite : RDM p. 55
Acide gras oméga-3 : 1000 mg 3 fois par jour
Complexe B : 100 mg 3 fois par jour
L-Acide glutamique : 200 mg
L-Alanine : 200 mg
L-Glycine : 200 mg
Sélénium : 100 mcg 2 fois par jour
Vitamine A : 15 000 UI 3 fois par jour
Vitamine C : 1 000 mg toutes les 2 heures (6)
Vitamine E : 400 UI 2 fois par jour
Zinc : 30 mg 3 fois par jour

Psoriasis : RDM p. 55
Acide gras oméga-3 : 1000 mg 3 fois par jour
Complexe B : 100 mg 3 fois par jour
Curcuminoïdes : 100 mg 3 fois par jour
Sélénium : 200 mcg (3)
Vitamine A : 25 000 UI 3 fois par jour (1)
Vitamine C : 1 000 mg 3 fois par jour (6)
Vitamine D : 400 UI
Vitamine E : 400 UI 2 fois par jour
Zinc : 30 mg 3 fois par jour

Reflux gastro-oesophagien : RDM p. 55
Calcium : 500 mg 3 fois par jour
Complexe B : 50 mg 3 fois par jour
Magnésium : 250 mg 3 fois par jour
Pancréatine : 150 mg 3 fois par jour (4)
Probiotiques : au moins 5 milliards 3 fois par jour (10)

Rhume : RDM p. 55

Complexe d'acides aminés : suivre la posologie du fabricant
Vitamine A : 15 000 UI 3 fois par jour (1)
Vitamine C : 1 000 mg toutes les 2 heures (6)
Zinc : 25 mg 3 fois par jour

Saignement de nez : RDM p. 55

Bioflavonoïdes : 500 mg 3 fois par jour
Vitamine A : 5 000 UI 3 fois par jour (1)
Vitamine C : 1 000 mg 3 fois par jour (6)

Sclérodermie : RDM p. 55

Acide gras oméga-3 : 1000 mg 3 fois par jour
Complexe d'acides aminés : suivre la posologie du fabricant
Complexe d'antioxydants : suivre la posologie du fabricant
Sulfate de glucosamine : 500 mg 3 fois par jour
Vitamine A : 20 000 UI 3 fois par jour (1)
Vitamine C : 1 000 mg 3 fois par jour (6)

Sclérose en plaques : RDM p. 55

Acide gras oméga-3 : 1000 mg 3 fois par jour
Acide gras oméga-6 : 300 mg 3 fois par jour
Calcium : 500 mg 3 fois par jour
Choline : 100 mg 3 fois par jour
Coenzyme Q10 : 30 mg 3 fois par jour
Complexe B : 100 mg 3 fois par jour
Complexe multiminéral : suivre la posologie du fabricant
Inositol : 100 mg 3 fois par jour
Lécithine : 1 200 mg 3 fois par jour
L-Glycine : 500 mg 2 fois par jour
L-Histidine : 500 mg 3 fois par jour
Magnésium : 250 mg 3 fois par jour
Sélénium : 200 à 400 mcg (3)
Vitamine C : 1 000 mg 3 fois par jour (6)
Vitamine D : 1 000 UI 2 fois par jour
Vitamine E : 400 UI 2 fois par jour

Sida : RDM p. 55

Acide gras oméga-3 : 1000 mg 3 x/jour
Acide gras oméga 6 : 300 mg 3 fois par jour
Acide alpha-lipoïque : 150 mg 3 fois par jour
Bétasitostérol : 60 mg 3 fois par jour
Complexe B : 100 mg 3 fois par jour
Complexe d'antioxydants : suivre la posologie du fabricant
Complexe multiminéral : suivre la posologie du fabricant
L-Carnitine : 500 mg
Probiotiques : suivre la posologie du fabricant
Vitamine C : 500 à 1 000 mg 3 fois par jour (6)
Vitamine E : 400 UI 2 fois par jour

Sinusite : RDM p. 55

Acide gras oméga-3 : 1000 mg 3 fois par jour
Complexe B : 100 mg 3 fois par jour
Vitamine A : 10 000 UI 3 fois par jour (1)
Vitamine C : 1 000 mg toutes les 2 heures (6)
Zinc : 25 mg 3 fois par jour

Sport (entraînement sportif) : RDM p. 55

Acide gras oméga-3 : 1000 mg 3 fois par jour
Calcium : 500 mg 3 fois par jour
Coenzyme Q10 : 50 mg 2 fois par jour
Complexe B : 50 mg 3 fois par jour
Complexe d'antioxydants : suivre la posologie du fabricant
L-Carnitine : 500 mg 3 fois par jour
Magnésium : 250 mg 3 fois par jour
Octacosanol : 5 mg 3 fois par jour
Potassium : 300 mg 3 fois par jour
Sodium : 300 mg 3 fois par jour
Sulfate de glucosamine : 500 mg 2 fois par jour
Vitamine C : 500 mg 3 fois par jour (6)
Vitamine D : 400 UI

Stress : RDM p. 55

Acide gras oméga-3 : 1000 mg 3 fois par jour
Calcium : 200 mg 3 fois par jour
Complexe B : 100 mg 3 fois par jour
Complexe d'antioxydants : suivre la posologie du fabricant
Lécithine : 1 200 mg 3 fois par jour
L-Taurine : 500 mg 2 fois par jour
L-Théanine : 200 mg par jour
L-Tyrosine : 500 mg 2 fois par jour (7)
Magnésium : 100 mg 3 fois par jour
Vitamine C : 1 000 mg 3 fois par jour (6)
Vitamine D : 400 UI
Vitamine E : 400 UI

Syndrome de fatigue chronique : RDM p. 55

Acide gras oméga-3 : 1000 mg 3 fois par jour
Coenzyme Q_{10} : 25 mg 3 fois par jour
Complexe B : 100 mg 3 fois par jour
Complexe d'antioxydants : suivre la posologie du fabricant
L-Carnitine : 500 mg 2 fois par jour
Magnésium : 300 mg 3 fois par jour
Vitamine B_5 : 150 mg 3 fois par jour
Vitamine C : 1 000 mg 3 fois par jour (6)

Syndrome du côlon irritable : RDM p. 56

Acide gras oméga-3 : 1000 mg 3 fois par jour
Calcium : 500 mg 3 fois par jour
Complexe B : 100 mg 3 fois par jour
L-Glutamine : 500 mg 2 fois par jour
Magnésium : 250 mg 3 fois par jour
Pancréatine : 350 mg 3 fois par jour (4)
Prébiobiques : suivre la posologie du fabricant
Probiotiques : au moins 5 milliards 3 fois par jour
Sulfate de glucosamine : 500 mg 3 fois par jour
Vitamine D : 400 UI
Vitamine E : 400 UI

Syndrome du tunnel carpien : RDM p. 56

Acide gras oméga-3 : 1000 mg 3 fois par jour
Calcium : 500 mg 3 fois par jour
Coenzyme Q_{10} : 30 mg 3 fois par jour
Complexe B : 100 mg 3 fois par jour
Lécithine : 1 200 mg 3 fois par jour
Magnésium : 250 mg 3 fois par jour
Vitamine B_6 : 50 mg 3 fois par jour
Vitamine C : 1 000 mg 3 fois par jour (6)
Vitamine D : 400 UI

Syndrome prémenstruel : RDM p. 56

Acide gras oméga-3 : 1000 mg 3 fois par jour
Acide gras oméga-6 : 300 mg 3 fois par jour
Calcium : 500 mg 3 fois par jour
Chrome : 200 mcg 2 fois par jour
Complexe B : 100 mg 3 fois par jour
Fer : 30 mg
L-Tyrosine : 500 mg 2 fois par jour (7)
Magnésium : 250 mg 3 fois par jour
Prébiobiques : suivre la posologie du fabricant
Vitamine A : 10 000 UI 3 fois par jour (1)
Vitamine B_6 : 50 mg 3 fois par jour
Vitamine C : 1 000 mg 3 fois par jour (6)
Vitamine D : 400 UI
Vitamine E : 400 UI 2 fois par jour (5)

Tabagisme : RDM p. 56

Acide gras oméga-3 : 1000 mg 3 fois par jour
Coenzyme Q_{10} : 100 mg 2 fois par jour
Complexe B : 100 mg 3 fois par jour
Complexe d'antioxydants : suivre la posologie du fabricant
L-Théanine : 200 mg par jour
Vitamine A : 10 000 UI 3 fois par jour (1)
Vitamine C : 1 000 mg toutes les 2 heures (6)
Vitamine E : 400 UI
Zinc : 20 mg 3 fois par jour

Tendinite : RDM p. 56

Calcium : 500 mg 3 fois par jour
Curcuminoïdes : 100 mg 3 fois par jour
Magnésium : 250 mg 3 fois par jour
Silicium : 50 mcg 3 fois par jour
Sulfate de glucosamine : 500 mg 3 fois par jour
Vitamine A : 10 000 UI 3 fois par jour (1)
Vitamine C : 1 000 mg 3 fois par jour (6)
Vitamine D : 400 UI
Vitamine E : 400 UI 3 fois par jour

Thrombose : RDM p. 56

Acide gras oméga-3 : 1000 mg 3 fois par jour
Coenzyme Q10 : 100 mg 2 fois par jour
Complexe d'antioxydants : suivre la posologie du fabricant
L-Carnitine : 500 mg 2 fois par jour
L-Cystéine : 500 mg 2 fois par jour
Lécithine : 1 200 mg 3 fois par jour
L-Méthionine : 500 mg 2 fois par jour
Sulfate de glucosamine : 500 mg 3 fois par jour
Vitamine C : 1 000 mg 3 fois par jour (6)
Vitamine E : 400 UI

Ulcère buccal (aphte) : RDM p. 56

Acide gras oméga-3 : 1000 mg 3 fois par jour
Acide gras oméga-6 : 300 mg 3 fois par jour
Complexe B : 100 mg 3 fois par jour
Probiotiques : au moins 5 milliards 3 fois par jour (8)
Vitamine A : 10 000 UI 3 fois par jour (1)
Vitamine C : 1 000 mg 3 fois par jour (6)
Vitamine E : 400 UI 2 fois par jour
Zinc : 30 mg 3 fois par jour

Ulcère gastro-intestinal : RDM p. 56

Acide gras oméga-3 : 1000 mg 3 fois par jour
Acide gras oméga-6 : 300 mg 3 fois par jour
Complexe B : 50 mg 3 fois par jour
Curcuminoïdes : 20 mg 3 fois par jour
L-Glutamine : 500 mg 2 fois par jour
Prébiobiques : suivre la posologie du fabricant
Probiotiques : au moins 5 milliards 3 fois par jour (10)
Vitamine A : 15 000 UI 3 fois par jour (1)
Vitamine C : 500 mg 3 fois par jour (6)
Vitamine E : 100 UI 3 fois par jour
Zinc : 25 mg 3 fois par jour

Ulcère variqueux : RDM p. 56

Acide gras oméga-3 : 1000 mg 3 fois par jour
Bioflavonoïdes : 500 mg
Coenzyme Q10 : 30 mg 2 fois par jour
Vitamine A : 15 000 UI 3 fois par jour (1)
Vitamine C : 1 000 mg 3 fois par jour (6)
Vitamine E : 400 UI 2 fois par jour
Zinc : 30 mg 3 fois par jour

Urticaire : RDM p. 56

Acide gras oméga-3 : 1000 mg 3 fois par jour
Complexe B : 100 mg 3 fois par jour
Curcuminoïdes : 100 mg 3 fois par jour
Pancréatine : 300 mg 3 fois par jour (4)
Vitamine A : 15 000 UI 3 fois par jour (1)
Vitamine C : 1 000 mg 3 fois par jour (6)
Vitamine E : 400 UI 2 fois par jour
Zinc : 30 mg 3 fois par jour

Vaginite : RDM p. 56

Acide gras oméga-3 : 1000 mg 3 fois par jour
Complexe B : 100 mg 3 fois par jour
Probiotiques : au moins 5 milliards 3 fois par jour (11)
Vitamine A : 15 000 UI 3 fois par jour (1)
Vitamine C : 1 000 mg 3 fois par jour (6)
Vitamine E : 400 UI 2 fois par jour

Varice : RDM p. 56

Acide gras oméga-3 : 1000 mg 3 fois par jour
Acide gras oméga-6 : 300 mg 3 fois par jour
Bioflavonoïdes : 500 mg 3 fois par jour
Calcium : 500 mg 3 fois par jour
Coenzyme Q10 : 50 mg 2 fois par jour
Complexe B : 50 mg 3 fois par jour
Magnésium : 250 mg 3 fois par jour
Vitamine A : 15 000 UI 3 fois par jour (1)
Vitamine C : 1 000 mg 3 fois par jour (6)
Vitamine D : 400 UI
Vitamine E : 400 UI 2 fois par jour
Zinc : 25 mg 3 fois par jour

Varicelle : RDM p. 56

Acide gras oméga-3 : 1000 mg 3 fois par jour
Acide gras oméga-6 : 300 mg 3 fois par jour
Vitamine A : 15 000 UI 3 fois par jour (1)
Vitamine C : 1 000 mg toutes les 2 heures (6)
Vitamine E : 400 UI 2 fois par jour (2)
Zinc : 30 mg 3 fois par jour

Vergetures (prévention) : RDM p. 56

Acide gras oméga-3 : 1000 mg 3 fois par jour
Acide gras oméga-6 : 300 mg 3 fois par jour
Complexe B : 50 mg 3 fois par jour
L-Cystéine : 500 mg 3 fois par jour
Silicium : 500 mcg 2 fois par jour
Vitamine A : 10 000 UI 3 fois par jour (1)
Vitamine C : 1 000 mg 3 fois par jour (6)
Vitamine E : 400 UI 2 fois par jour
Zinc : 25 mg 3 fois par jour

Verrue : RDM p. 56

Complexe B : 100 mg 3 fois par jour
L-Cystéine : 500 mg 2 fois par jour
Sélénium : 50 mcg 1 à 2 fois par jour (3)
Vitamine A : 20 000 UI 3 fois par jour (1)
Vitamine C : 1 000 mg 3 fois par jour (6)
Vitamine E : 400 UI 2 fois par jour
Zinc : 25 mg 3 fois par jour

Zona : RDM p. 57

Calcium : 500 mg 3 fois par jour
Vitamine A : 50 000 UI (1)
Vitamine E : 400 UI 2 fois par jour
Vitamine C : 2 000 mg toutes les 2 heures (6)
Complexe B : 100 mg 3 fois par jour
Bioflavonoïdes : 500 mg 3 fois par jour
Coenzyme Q10 : 30 à 60 mg 1 à 2 fois par jour

(1) : ne pas dépasser 5 000 UI par jour chez la femme enceinte ou qui désire le devenir. Un excédent peut être responsable de malformations congénitales.
(2) : application topique recommandée en addition à la prise buccale : ouvrir la gélule de 200 UI et appliquer sur les plaies au besoin.
(3) : ne pas excéder 40 mcg par jour chez la femme enceinte.
(4) : en présence d'irritation ou d'ulcération de la muqueuse digestive, choisir une forme sans acide chlorhydrique (HCl) et sans protéase.
(5) : ne doit pas être prise en même temps que le fer, lequel oxyderait la vitamine E.
(6) : choisir une forme de vitamine C additionnée de bioflavonoïdes afin de maximiser son activité au sein de l'organisme.
(7) : ne pas utiliser ce supplément en présence d'antidépresseur de type IMAO (inhibiteur de la monoamine-oxydase).
(8) : application sur les lésions recommandée en addition à la prise buccale : ouvrir une capsule et appliquer la poudre (diluée dans un peu d'eau tiède) sur les plaies.
(9) : ne pas utiliser en présence de médicaments antidépresseurs.
(10) : ouvrir les capsules, mélanger à un peu d'eau tiède et prendre entre les repas.
(11) : ouvrir quelques capsules, dissoudre dans de l'eau chaude et utiliser en douche vaginale.

Les suppléments

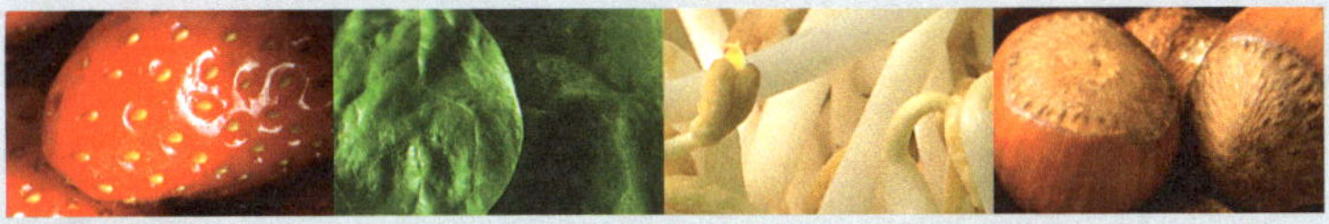

Description

Propriétés thérapeutiques

Signes de déficience et d'excès

Sources alimentaires

Posologie quotidienne

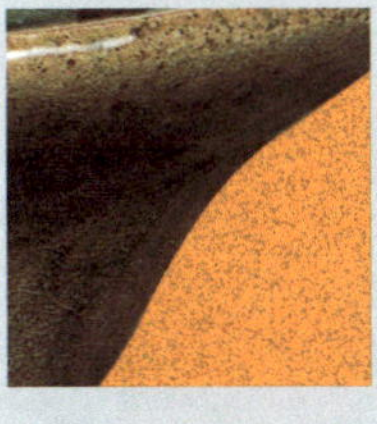

Les vitamines

Caractéristiques générales

Les vitamines sont des substances organiques indispensables pour la croissance normale, la réparation des tissus et donc pour le maintien de la santé. Elles agissent comme coenzymes, c'est-à-dire qu'elles permettent l'activation des enzymes (ces facteurs biochimiques impliqués au niveau de la croissance, du métabolisme, de la reproduction cellulaire et de la digestion). Les vitamines agissent en association avec les minéraux. Mais contrairement à ces derniers, elles ne sont pas des matériaux de construction. De plus, elles ne fournissent pas d'énergie à l'organisme.

Une déficience en une ou plusieurs vitamines aura pour conséquence l'inactivation des enzymes, et c'est à ce moment qu'on verra apparaître des désordres physiologiques se traduisant par des problèmes de santé. Une déficience vitaminique peut être le résultat d'une alimentation trop pauvre ou peu variée, d'un désordre digestif ayant pour effet d'en réduire l'absorption ou d'un désordre métabolique nuisant à la biodisponibilité.

À quelques exceptions près (certaines vitamines du complexe B (B_3, B_5, B_{12}, biotine et acide folique), vitamine D et vitamine K), le corps ne peut synthétiser les vitamines, et doit donc aller les puiser dans l'alimentation et dans les suppléments alimentaires.

Les vitamines, consommées en excès (plus que le métabolisme n'en demande) seront soit excrétées dans l'urine (vitamines hydrosolubles) ou mises en réserves dans l'organisme (vitamines liposolubles). Ces dernières peuvent même devenir toxiques.

Vitamines hydrosolubles

Vitamines du complexe B, Vitamine C

Vitamines liposolubles

Vitamine A, Vitamine D, Vitamine E, Vitamine K

L'unité de mesure des vitamines hydrosolubles est le milligramme (mg) ou le gramme (g) tandis que les vitamines liposolubles sont habituellement exprimées en Unité Internationale (UI).

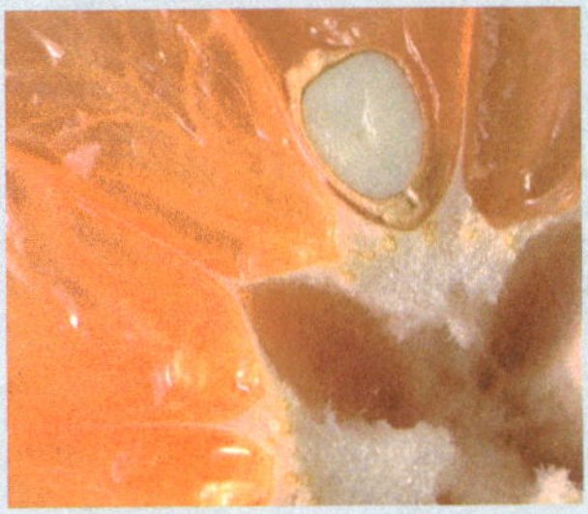

Vitamines hydrosolubles
Vitamines du complexe B,
Vitamine C.

Vitamine du complexe B

Vitamine B_1 (Thiamine, Aneurine)

Description

La thiamine s'est fait remarquer par son efficacité à enrayer le béribéri, un syndrome classique autrefois très répandu dans les populations dont l'alimentation était presque exclusivement constituée de riz décortiqué. La thiamine est absorbée rapidement au niveau de l'intestin grêle (voir page 33). La présence d'aliments dans le tube digestif ralentit son absorption, mais ne modifie pas la quantité totale absorbée. Elle est bien distribuée dans tous les tissus. Par contre, l'organisme n'en effectue pas de réserves appréciables. C'est pourquoi un déficit alimentaire se manifeste très tôt par l'apparition de symptômes de déficience. Un apport quotidien est donc nécessaire. L'excédent de l'apport sera éliminé dans l'urine.

Propriétés thérapeutiques

- Participe au processus complexe de la conversion du glucose en énergie.
- Intervient dans la transmission de l'influx nerveux.
- Améliore les capacités d'apprentissage.
- Améliore le tonus musculaire au niveau stomacal, intestinal et cardiaque.
- Favorise la digestion et l'absorption des glucides, de l'alcool et des lipides, ce qui contribue à stabiliser l'appétit.

Signes de déficience

Système cardio-vasculaire

Arythmie cardiaque, engourdissement et picotement au niveau des pieds et des mains.

Système digestif

Désordres digestifs, douleurs abdominales et constipation.

Système musculaire

Atrophie musculaire.

Vitamine B_1

Système nerveux
Anorexie, confusion, perte de mémoire, troubles de coordination, fatigue, dépression, irritabilité, instabilité émotionnelle, nervosité, sensibilité aux sons et à la douleur, inflammation du nerf optique et béribéri.

Système respiratoire
Souffle court.

Général
Faiblesse.

Signes d'excès

La thiamine est peu toxique, même lorsqu'elle est administrée en doses élevées. De nombreux effets secondaires ont toutefois été rapportés après l'ingestion de doses très élevées. Parmi ceux-ci : cyanose, démangeaison, faiblesse, hypotension transitoire, insomnie, irritabilité, maux de tête, nausée, nervosité, œdème pulmonaire, rougeur, sensation de chaleur, souffle court, sudation intense et tachycardie.

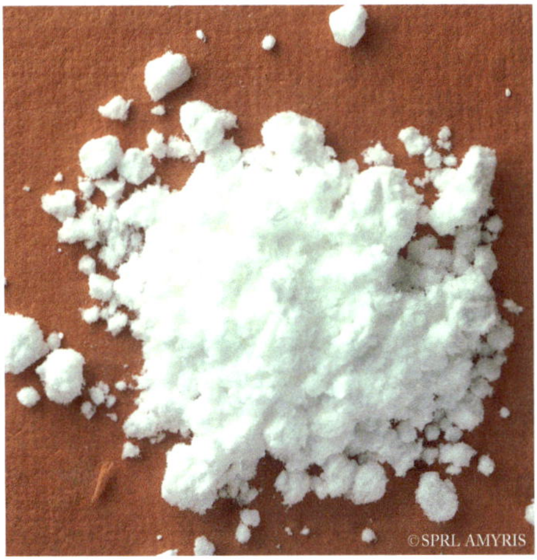

Vitamine B_1

Vitamine B_1

Sources alimentaires
Abats, céréales à grains entiers, germe de blé, jaune d'œuf, légumineuses, levure de bière, mélasse de type Blackstrap, noix, poissons, pomme de terre, riz brun, viandes et volailles.

Posologie quotidienne

Dose thérapeutique
de 10 à 200 mg

Dose toxique
supérieure à 300 mg

Vitamine B_2 (Riboflavine, Lactoflavine, Ovoflavine, Hépatoflavine)

Description

La riboflavine a été isolée du lait (lactoflavine), de l'œuf (ovoflavine) et du foie (hépatoflavine).

L'absorption de la riboflavine s'effectue rapidement au niveau de l'intestin grêle (voir page 33). Le taux d'absorption est inversement proportionnel à la dose ingérée. La limite supérieure d'absorption d'une dose élevée de riboflavine se situe à 25 mg. Son absorption est améliorée par la présence simultanée d'aliments dans le tube digestif. La riboflavine est excrétée dans l'urine et dans les sécrétions variées.

Propriétés thérapeutiques

- Est impliquée dans la dégradation et l'utilisation des glucides, des lipides et des protéines.
- Est nécessaire à la production d'énergie.
- Favorise le maintien d'une bonne vision.
- Contribue à la santé de la peau, des ongles et des cheveux.
- Est importante pour l'activation de l'enzyme glutathion peroxydase, un antioxydant.
- Est nécessaire au métabolisme des vitamines B_3 et B_6.

Signes de déficience

Système digestif

Inflammation et rougeur de la langue.

Système nerveux

Cataractes, yeux rouges (brûlement et picotement), fatigue oculaire, dilatation de la pupille, changement de la cornée, sensibilité à la lumière (photophobie), tremblement, vertige et dépression.

Système reproducteur

Irritation vaginale.

Vitamine B_2

Système tégumentaire
Perte de cheveux, inflammation et fissure au niveau des lèvres et dermatite séborrhéïque à la figure.

Système urinaire
Difficulté à uriner et hydropisie.

Général
Retard de croissance et léthargie.

Des études ont démontré que plusieurs formes de cancer pourraient être reliées à une déficience en vitamine B_2. La malformation «bec de lièvre» pourrait également résulter d'une déficience en riboflavine durant la grossesse.

Signes d'excès

La toxicité de la riboflavine est extrêmement faible, puisque l'organisme possède plusieurs mécanismes efficaces pour en prévenir l'accumulation. Une urine contenant de la riboflavine aura une coloration très jaune.

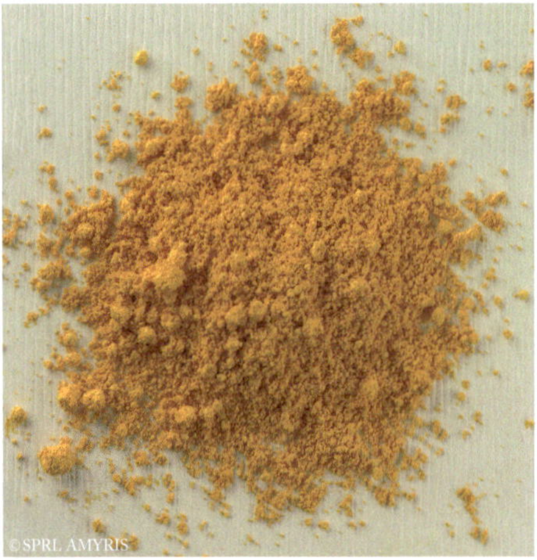

Vitamine B_2

Sources alimentaires

Céréales à grains entiers, champignon, foie, lait*, langue et autres abats, légumineuses, levure de bière, mélasse de type Blackstrap, noix, œufs et poissons.

*Pour être une bonne source, le lait doit être cru, puisque des pertes importantes de riboflavine peuvent survenir au cours de la pasteurisation, de l'exposition à la lumière au cours de la mise en bouteille, ou comme résultat de l'irradiation du lait, pour en augmenter la teneur en vitamine D.

Posologie quotidienne

Dose thérapeutique
de 10 à 200 mg

Dose toxique
supérieure à 1 000 mg

Vitamine B_3 (Niacine, Acide nicotinique, Niacinamide, Nicotinamide, Vitamine G, Facteur PP)

Description

C'est le facteur antipellagre. La pellagre est un syndrome qui a prévalu jusqu'au début du siècle dans les populations dont le maïs était la principale source alimentaire, dû à une déficience en tryptophane* (un acide aminé essentiel). La niacine est absorbée au niveau de l'intestin grêle (voir page 33) et elle est distribuée à tous les tissus. Tout excès est éliminé par l'urine.

* La vitamine B_3 peut être synthétisée dans l'organisme à partir du tryptophane (60 mg de tryptophane produit 1 mg de niacine).

Propriétés thérapeutiques

- Permet la dégradation et l'utilisation des protéines, des lipides et des glucides.
- Améliore la circulation et réduit le niveau de cholestérol dans le sang.
- Est vitale pour l'activité adéquate du système nerveux.
- Est nécessaire à la formation et à l'entretien de la peau, de la langue et des tissus du tube digestif.
- Est essentielle pour la synthèse des hormones sexuelles.
- Est nécessaire à la production de neurotransmetteurs.
- Aide à stabiliser le niveau de glucose sanguin.
- Possède des propriétés calmantes.

Signes de déficience

Système cardio-vasculaire

Fourmillement des pieds et des mains.

Système digestif

Indigestion, nausée et vomissement, diarrhée, mauvaise haleine, ulcères buccaux, inflammation de la muqueuse gastro-intestinale, hypercholestérolémie et désordres au niveau du métabolisme des sucres.

Système musculaire
Faiblesse musculaire.

Système nerveux
Anorexie, confusion, troubles de mémoire, instabilité émotionnelle, irritabilité, insomnie et dépression.

Système tégumentaire
Dermatite.

Général
Fatigue, maux de tête à répétition, douleurs aux membres et pellagre.

Signes d'excès

Arythmie cardiaque, démangeaisons, hyperkératose, intolérance au glucose, maux de tête, nausée, rougeur au visage, troubles hépatiques réversibles, vomissement, dépression, sensation de chaleur et troubles gastro-intestinaux.

Sources alimentaires

Arachide, céréales à grains entiers, foie de bœuf, germe de blé, lait et produits laitiers, levure de bière, poissons, pomme de terre, viandes maigres et volailles.

Il faut également inclure les aliments riches en tryptophane (voir chapitre sur les protéines et les acides aminés), puisque tel que mentionné précédemment, cet acide aminé peut être transformé en niacine par le corps.

Posologie quotidienne

Dose thérapeutique
de 100 à 6 000 mg

Dose toxique
supérieure à 300 mg pour la niacine et supérieure à 9 g pour la niacinamide

Vitamine B_5 (Acide pantothénique)

Description

L'acide pantothénique est présent dans toutes les cellules vivantes (levures, moisissures, bactéries, cellules végétales et cellules animales).

Dans l'organisme humain, cette vitamine est synthétisée par les bactéries de la flore intestinale. Elle est absorbée au niveau de l'intestin grêle (voir page 33) et est bien distribuée dans tous les tissus. Par contre, elle semble faiblement métabolisée, vu qu'environ 70 % de l'acide pantothénique absorbé est excrété dans l'urine sans modification.

Propriétés thérapeutiques

- Participe à la production d'énergie, à partir des glucides, des lipides et des protéines.
- Est nécessaire à la synthèse du cholestérol, des hormones stéroïdiennes, et donc de la plupart des hormones sexuelles.
- Permet de maintenir le système digestif en santé.
- Améliore l'habilité de l'organisme à faire face au stress (stimule les glandes surrénales).
- Est indispensable au fonctionnement cérébral.
- Favorise la cicatrisation.
- Contribue à ce que la peau et les muqueuses soient en bonne santé.

Signes de déficience

Système cardio-vasculaire

Pieds brûlants, hypotension et tachycardie.

Système digestif

Nausée et vomissement, douleurs abdominales, gaz, ballonnement et ulcère duodénal.

Système hormonal
Hypoglycémie, épuisement des surrénales.

Système musculaire
Spasme musculaire.

Système nerveux
Anorexie, troubles de coordination, irritabilité, nervosité, tremblements, paresthésie, insomnie et dépression.

Système tégumentaire
Perte de cheveux et problèmes de peau, dont l'eczéma.

Général
Faiblesse et fatigue.

Signes d'excès

Aucune étude n'a révélé la présence d'effets secondaires, suivant une consommation excessive de vitamine B_5.

Sources alimentaires

Arachide, céréales à grains entiers, foie, germe de blé, jaune d'œuf, légumineuses, levure de bière, noisette, poissons et viandes.

Posologie quotidienne

Dose thérapeutique
de 50 à 1 000 mg

Dose toxique
non établie

Vitamine B_6 (Pyridoxine, Pyridoxal et Pyridoxamine)

Description

Un apport quotidien de pyridoxine est nécessaire, puisque l'organisme n'en fait pas de réserve. Cette vitamine est absorbée au niveau de l'intestin grêle (voir page 33) et excrétée dans l'urine huit heures après son ingestion.
Par contre, l'élimination urinaire est influencée par l'apport alimentaire. Lorsque l'apport est faible, l'excrétion est faible, et vice-versa.

Propriétés thérapeutiques

- Participe à la conversion du tryptophane (un acide aminé essentiel) en niacine.
- Est nécessaire à la dégradation et à l'utilisation des glucides, des lipides et des protéines.
- Est nécessaire à la synthèse de plusieurs régulateurs métaboliques, tels que la sérotonine (provenant du tryptophane) et la noradrénaline (provenant de la tyrosine).
- Joue un rôle important dans l'immunité, puisqu'elle participe à la synthèse d'anticorps.
- Aide à prévenir la formation d'homocystéine en collaboration avec l'acide folique et la vitamine B_{12}.
- Aide à contrer les processus inflammatoires.
- Est importante pour l'absorption adéquate de la vitamine B_{12} et pour la production d'acide chlorhydrique au niveau de l'estomac.
- Est requise pour la synthèse de l'hémoglobine.
- Promouvoit le fonctionnement des systèmes nerveux et musculo-squelettique par le maintient en équilibre du sodium et du potassium.
- Participe à la synthèse des neurotransmetteurs.
- Est impliqué au niveau de la synthèse de la taurine (un acide aminé).

Signes de déficience

Système cardio-vasculaire
Anémie et désordres cardiaques.

Système digestif
Nausée ainsi qu'inflammation et rougeur de la langue.

Système hormonal
Arrêt de croissance et syndrome prémenstruel.

Système immunitaire
Infections.

Système musculaire
Crampes au niveau des bras et des jambes.

Système nerveux
Anorexie, irritabilité, nervosité, sensation de choc électrique, engourdissement, paresthésie temporaire, vertige, somnolence, difficulté d'apprentissage, dépression, crises d'épilepsie, troubles visuels et conjonctivite.

Système squelettique
Arthrite.

Système tégumentaire
Acné, chute des cheveux, inflammation des lèvres et dermatite séborrhéïque.

Système urinaire
Rétention d'eau durant la grossesse.

Général
Fatigue, faiblesse et troubles de guérison.

Signes d'excès

Difficulté de locomotion, fatigue, insensibilité au niveau des mains et maux de tête.

Vitamine B_6

Sources alimentaires
Banane, céréales à grains entiers, champignon, foie, germe de blé, légumes verts feuillus, légumineuses, levure de bière, mélasse de type Blackstrap, noix, pomme de terre et viandes.

Posologie quotidienne

Dose thérapeutique
de 10 à 300 mg

Dose toxique
supérieure à 2 000 mg
pendant plus de 2 mois

Note : puisque la vitamine B_6 est impliquée au niveau de la production d'acide chlorhydrique, les gens souffrant d'ulcères à l'estomac devraient consulter un spécialiste de la santé avant d'utiliser un supplément à fortes doses.

Vitamine B_{12} (Cyanocobalamine, Cobalamine, Méthylcobalamine, facteur extrinsèque, facteur anti-anémie pernicieuse)

Description

La totalité de la vitamine B_{12} présente dans la nature est synthétisée par les bactéries, les levures, les champignons et les algues. Cette vitamine est absorbée au niveau de la muqueuse de l'intestin grêle (voir page 33). Son absorption nécessite la présence d'acide chlorhydrique, ainsi que la liaison au facteur intrinsèque (une glycoprotéine sécrétée par les cellules de la muqueuse stomacale). Cette étape est essentielle à l'absorption et la déficience en FI (facteur intrinsèque) conduit à la déficience en B_{12}.
La présence du calcium est également nécessaire à son absorption.
Après avoir été absorbée, la vitamine B_{12} est transportée aux différents tissus via la circulation sanguine. Les plus grandes concentrations de B_{12} sont retrouvées dans le foie, les reins, le cœur, le pancréas, les testicules, le cerveau, le sang et la moelle osseuse. Contrairement aux autres vitamines du groupe B, la voie principale d'excrétion de la vitamine B_{12} est la bile. Les pertes par voie urinaire sont minimes. Plus les réserves en B_{12} sont faibles, plus les quantités éliminées quotidiennement le sont aussi. Les bactéries de la flore intestinale synthétisent une faible quantité de vitamine B_{12}.

Propriétés thérapeutiques

- Participe à la synthèse de l'ADN et de l'ARN.
- Participe à la formation de la myéline.
- Est impliquée au niveau du métabolisme des protéines, des lipides et des glucides.
- Est nécessaire à l'équilibre du système nerveux.
- Participe au métabolisme du fer.
- Est impliquée au niveau de l'absorption du bêta-carotène et de sa conversion en vitamine A.
- Participe à la formation des globules rouges.
- Aide à prévenir la formation d'homocystéine en collaboration avec l'acide folique et la vitamine B_6.

Vitamine B_{12}

Signes de déficience

Système cardio-vasculaire
Anémie pernicieuse, palpitations, maux de tête et engourdissement.

Système digestif
Achlorhydrie, désordres gastro-intestinaux, constipation ainsi qu'inflammation et rougeur de la langue.

Système hormonal
Désordres menstruels.

Système musculaire
Difficulté à marcher et à parler, douleur et faiblesse au niveau des jambes et des bras.

Système nerveux
Irritabilité, étourdissement, nervosité, tremblement, réduction des réflexes, dépression, détérioration mentale, psychose et dégénérescence de la moelle épinière.

Système respiratoire
Respiration difficile.

Système tégumentaire
Pigmentation excessive des mains chez les gens de couleur.

Général
Fatigue, maux de tête et mauvaise odeur corporelle.

Note : on observe souvent chez les personnes âgées une sécrétion insuffisante d'acide chlorhydrique au niveau de l'estomac, ce qui empêche l'absorption de la vitamine B_{12}. De plus, les diètes végétariennes sont fréquemment faibles en vitamine B_{12}.

Signes d'excès

Aucune étude n'a révélé la présence d'effets secondaires suivant une consommation excessive de vitamine B_{12}.

Sources alimentaires

Puisque les animaux supérieurs emmagasinent la vitamine B_{12} dans leurs tissus, les meilleures sources sont évidemment les protéines animales (abats, œufs, poissons, produits laitiers et viandes).

Posologie quotidienne

Dose thérapeutique

de 10 à 1 000 mcg

Dose toxique

non établie

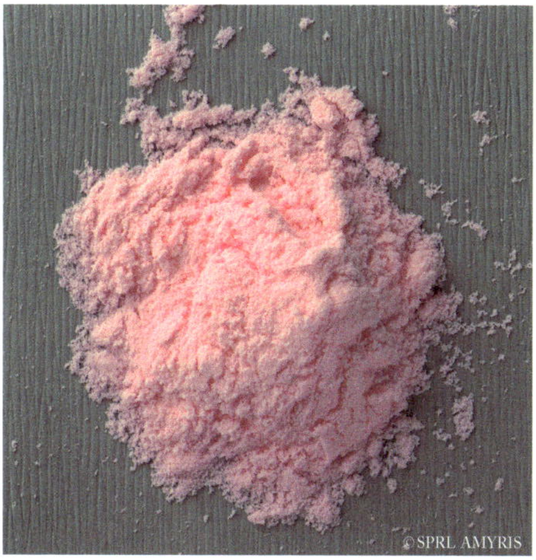

Vitamine B_{12}

Acide folique (Folacine, Folate, Acide ptéroylglutamique, Vitamine B_9)

Description

La folacine est absorbée en grande partie dans la zone proximale de l'intestin grêle (voir page 33). Elle est ensuite transportée aux cellules de la moelle osseuse, aux réticulocytes, au foie, au liquide céphalo-rachidien et aux tubules rénaux. Elle est excrétée dans la bile et l'urine.

Propriétés thérapeutiques

- Participe à la dégradation et à l'utilisation des protéines.
- Est nécessaire à la formation des globules rouges.
- Est nécessaire à la formation des acides nucléiques (ADN et ARN), lesquels sont essentiels aux processus de croissance et de reproduction de toutes les cellules du corps.
- Contribue à la synthèse des neurotransmetteurs.
- Est nécessaire à la formation du tube neural.
- Améliore l'appétit.
- Stimule la production d'acide chlorhydrique, qui prévient les parasites intestinaux et les empoisonnements alimentaires.
- Contribue à maintenir des fonctions hépatiques optimales.
- Aide à prévenir la formation d'homocystéine en collaboration avec la vitamine B_6 et la vitamine B_{12}.
- Favorise la montée de lait.

Signes de déficience

Système cardio-vasculaire

Anémie.

Système digestif

Désordres digestifs, diarrhée, mauvaise absorption, constipation ainsi qu'inflammation et rougeur de la langue.

Système nerveux

Anorexie, insomnie, irritabilité, perte de mémoire, retard mental chez les enfants et fixation paranoïaque.

Système respiratoire
Difficultés respiratoires.

Système tégumentaire
Cheveux grisonnants.

Général
Apathie, faiblesse, fatigue, désordres de croissance et maux de tête.

Signes d'excès
Anorexie, euphorie, excitabilité, hyperactivité, insomnie, irritabilité, nausée, troubles gastro-intestinaux.

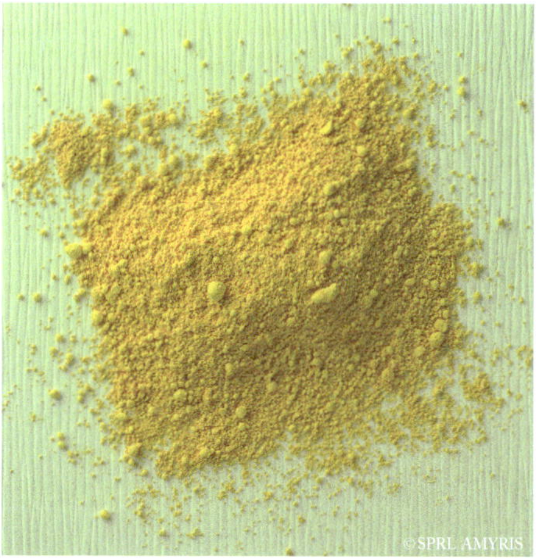

Acide folique

Acide folique

Sources alimentaires

Avocat, betterave, foie, germe de blé, graine de sésame, légumes verts feuillus, légumineuses, levure de bière et œuf.

Posologie quotidienne

Dose thérapeutique

de 400 à 2 000 mcg

Dose toxique

supérieure à 15 mg

Note : l'apport en acide folique doit être augmenté durant la grossesse, puisque le fœtus en utilise de grandes quantités dû à sa croissance rapide, ce qui épuise facilement les réserves de la mère. Un supplément est donc recommandé aux femmes enceintes, et à celles qui désirent le devenir, afin de prévenir l'anémie et les malformations au niveau du système nerveux du fœtus (tube neural et cerveau), lesquelles pourraient être responsables d'un développement lent et de faibles habiletés d'apprentissage chez l'enfant. La déficience en acide folique durant la grossesse peut également mener à la toxémie, à une naissance prématurée, à une hémorragie après la naissance ainsi qu'à l'anémie pour la mère et l'enfant.

Biotine (Vitamine B_8, Vitamine H, Bios II)

Description

Chez des rats dont la diète est composée uniquement de blancs d'œufs crus comme source protéique, on observe l'apparition d'une dermatite, accompagnée d'un retard de croissance, d'une perte de poils et d'une perte de contrôle musculaire due à l'avidine. On a trouvé que cette protéine contenue dans le blanc d'œuf cru se liait à la biotine dans l'intestin et en prévenait l'absorption.

Note : l'avidine est détruite par la chaleur.

La biotine est absorbée au niveau de l'intestin grêle et peut également être absorbée dans le côlon (voir page 33). Elle est emmagasinée dans le foie, les reins, le cerveau et les glandes surrénales. Elle est excrétée à la fois dans l'urine et les selles.

Propriétés thérapeutiques

- Contribue à la production d'énergie.
- Participe à la transformation des lipides et des glucides.
- Favorise l'utilisation des protéines, de l'acide folique ainsi que des vitamines B_5 et B_{12}.
- Aide à contrer les processus inflammatoires.
- Contribue à maintenir la flore intestinale en équilibre.
- Aide à maintenir une peau saine.
- Prévient le grisonnement des cheveux et la calvitie.

Signes de déficience

Système cardio-vasculaire

Anémie et arythmie cardiaque.

Système digestif

Nausée et vomissement, hypercholestérolémie, langue pâle et lisse.

Biotine

Système hormonal
Hyperglycémie.

Système musculaire
Douleur et faiblesse musculaire.

Système nerveux
Anorexie, neuropathie périphérique, insomnie, perte de goût et dépression.

Système tégumentaire
Chute des cheveux, peau sèche et grisâtre.

Général
Fatigue.

Note : la déficience en biotine est rare, puisque la majeure partie retrouvée dans l'organisme provient de la synthèse par les bactéries de la flore intestinale.

Signes d'excès

Aucune étude n'a révélé la présence d'effets secondaires, suivant une consommation excessive de biotine.

Sources alimentaires

Abats, céréales à grains entiers, champignon, jaune d'œuf, légumineuses, levure de bière, noix, produits laitiers et viandes.

Posologie quotidienne

Dose thérapeutique
de 300 à 3 000 mcg

Dose toxique
non établie

Vitamine C (Acide ascorbique, Ascorbate)

Description

La plupart des plantes et des animaux peuvent synthétiser la vitamine C à partir d'un sucre (le D-glucose ou le D-galactose). Par contre, certaines espèces, incluant l'humain, le cobaye, le singe et certaines chauves-souris sont dépourvues de l'enzyme nécessaire à la biosynthèse de l'acide ascorbique.

Selon certains généticiens, l'être humain aurait perdu la capacité de produire cette vitamine, qui est chez presque tous les animaux, une hormone. Selon d'autres chercheurs, l'être humain, étant frugivore, n'aurait pas besoin de la produire, puisqu'elle se retrouve naturellement dans sa diète. La vitamine C est absorbée en faible quantité dans la bouche et l'estomac et, principalement, dans l'intestin grêle (voir page 33). Elle est emmagasinée dans plusieurs tissus, mais elle est particulièrement abondante dans les globules blancs, considérés comme un site de réserves, ainsi que dans l'hypophyse, les glandes surrénales, les yeux et le cerveau. Un organisme humain, saturé en vitamine C, contient environ 5 000 mg de vitamine C. Sa voie principale d'excrétion est l'urine.

Propriétés thérapeutiques

- Constitue un puissant antioxydant.
- Est essentielle à la synthèse du collagène, une protéine nécessaire à la formation du tissu conjonctif de la peau, des ligaments et des os.
- Accélère la guérison des blessures et des brûlures.
- Est nécessaire à la synthèse de la carnitine (un acide aminé). La déficience en vitamine C conduit à de faibles concentrations de carnitine musculaire, ce qui pourrait expliquer les symptômes de faiblesse et de fatigue qui accompagnent le scorbut.
- Est importante pour la synthèse des hormones du stress (adrénaline et noradrénaline), d'où son rôle important dans la réponse de l'organisme face au stress.
- Convertit l'acide folique en sa forme active.

Vitamine C (Acide ascorbique, Ascorbate)

- Est essentielle à la détoxication hépatique.
- Augmente l'absorption du fer et du calcium.
- Améliore la résistance face aux infections.
- Est nécessaire pour réduire le taux d'histamine en présence d'allergies.
- Intervient au niveau du métabolisme des acides aminés phénylalanine et tyrosine.
- Participe à la formation des globules rouges.
- Solidifie les vaisseaux sanguins.
- Est requise pour la production des hormones stéroïdiennes.
- Est impliquée dans le maintien de la santé des glandes surrénales, des ovaires et des cellules épithéliales (muqueuses et peau).

Signes de déficience

Système cardio-vasculaire
Fragilité des capillaires (sensibilité aux ecchymoses et saignement de nez) et anémie.

Système digestif
Saignement et déchaussement des gencives ainsi que mauvaise digestion.

Système hormonal
Faible lactation.

Système immunitaire
Faible résistance aux infections.

Système nerveux
Irritabilité et dépression.

Système respiratoire
Souffle court.

Système squelettique
Douleurs articulaires.

Général
Fatigue et retard au niveau de la cicatrisation des blessures.
Une déficience sévère cause le scorbut.

Signes d'excès
Diarrhée, éruption cutanée, gaz intestinaux, légère sensation de brûlure au moment de la miction, nausée et vomissement.

Sources alimentaires
Ananas, asperge, baie d'azérole, baie d'églantier, brocoli, cantaloup, cassis, chou, cresson, fraise, framboise, fruits citrins, kiwi, luzerne, persil, poivron vert, pomme de terre et tomate.

Posologie quotidienne

Dose thérapeutique
de 250 à 10 000 mg

Dose toxique
supérieure à 10 000 mg

Note : de larges doses de vitamine C sous forme d'acide ascorbique ne devraient pas être utilisées chez des gens prédisposés à la formation de pierres (oxalates). Par contre, les formes tamponnées de cette vitamine, telles que l'ascorbate de sodium n'affectent pas l'acidité de l'urine et aident à excréter l'oxalate.

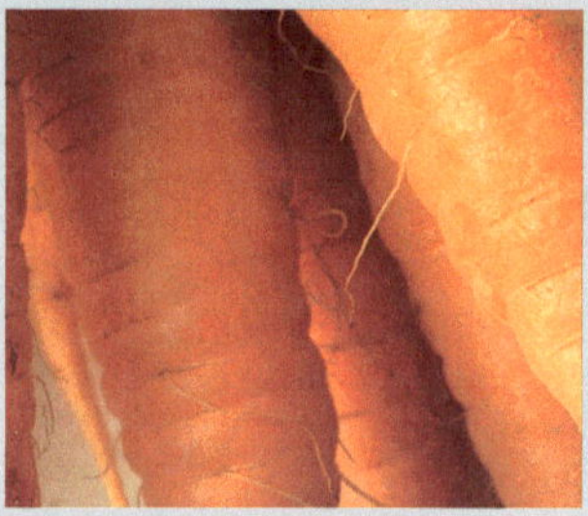

Vitamines liposolubles

Vitamine A, Vitamine D,
Vitamine E, Vitamine K.

Vitamine A (Rétinol, Rétinal, Axérophtol, Biostérol)

Description

Dans l'ancienne Égypte, on traitait la cécité nocturne en appliquant des extraits de foie cuits sur les yeux. Les anciens grecs faisaient de même, mais en recommandant de plus l'ingestion de foie. Le principe actif du foie était, bien sûr, la vitamine A. La vitamine A est absorbée dans l'intestin grêle (voir page 33). Elle est ensuite acheminée au foie via la lymphe et le sang, où elle est mise en réserve (le foie possède une très grande capacité de mise en réserve de vitamine A (jusqu'à 500 000 UI). Environ 90 % des réserves de vitamine A se situe dans le foie, le reste est stocké dans le tissu adipeux, les poumons, les reins et la rétine. L'élimination de la vitamine A est très faible, 20 % est éliminé dans les selles, alors que 15 % l'est dans l'urine.
La vitamine A peut également être obtenue à partir du bêta-carotène, selon les besoins de l'organisme. La transformation sera effectuée au niveau intestinal.

Propriétés thérapeutiques

- Intervient dans le mécanisme de la vision, quand la lumière est restreinte.
- Est essentielle à l'intégrité des membranes cellulaires et subcellulaires.
- Maintient l'intégrité du tissu épithélial de la peau et des muqueuses (croissance et réparation).
- Est nécessaire à la production de l'acide chlorhydrique.
- Active la phagocytose.
- Est requise pour la synthèse du collagène.
- Est impliquée au niveau de la formation des os et des dents.
- Participe à la synthèse de l'ARN.
- Est impliquée au niveau du développement sexuel.
- Est essentielle à la conversion du cholestérol en hormones sexuelles mâles et femelles.
- Aide à prévenir les infections au niveau des muqueuses.

Vitamine A

Signes de déficience

Système cardio-vasculaire
Anémie.

Système digestif
Diarrhée.

Système immunitaire
Infections.

Système nerveux
Insomnie, baisse de la vision crépusculaire, perte de l'odorat, stries dans les yeux et xérophtalmie.

Système tégumentaire
Acné, cheveux secs et pellicules, hyperkératose et xérodermie.

Général

Perte d'appétit, perte de poids, désordres de croissance, fatigue, maux de tête et cancer.

Signes d'excès

Aménorrhée, anomalie au niveau des yeux et des muqueuses, démangeaisons, désordres gastro-intestinaux, diarrhée, douleurs abdominales, osseuses et articulaires, faiblesse, fatigue, fragilité osseuse, hépatomégalie, hydroencéphalie, hypothyroïdie, inflammation des lèvres, insomnie, irritabilité, maux de tête, nausée, ongles cassants, peau sèche, perte d'appétit, perte de cheveux, perte de poids, splénomégalie et vomissement.

Note : l'ingestion excessive de carotènes est caractérisée par une hypercaroténémie et une caroténodermie (coloration orange de la peau surtout de la paume des mains et de la plante des pieds). L'hypercaroténose ne conduit pas à l'hypervitaminose A et reste une condition bénigne.

Sources alimentaires

Rétinol : foie, jaune d'œuf, poissons gras (maquereau, saumon, thon) et produits laitiers.

Bêta-carotène : abricot, carotte, légumes verts, mangue, melon, patate douce et poivron rouge.

Note : la vitamine A présente dans l'huile de foie de poisson ou de d'autres produits animaux est absorbée par le corps 3 à 5 heures après l'ingestion, tandis que la conversion et l'absorption du bêta-carotène prend 6 à 7 heures.

Posologie quotidienne

Dose thérapeutique

de 10 000 à 50 000 UI

Dose toxique

supérieure à 50 000 UI

Note : durant la grossesse, des doses égales ou supérieures à 18 000 UI peuvent causer des malformations congénitales.

Vitamine D (Calciférol, Ergocalciférol (D_2), Cholécalciférol (D_3))

Description

La vitamine D est présente dans les plantes (D_2) et dans les tissus animaux (D_3) sous forme de provitamines ou précurseurs de la vitamine D. On la surnomme la « vitamine-soleil » puisque la présence des rayons ultraviolets est nécessaire pour activer les précurseurs présents au niveau de la peau.

On estime que l'exposition quotidienne du visage et des mains pendant 10 à 15 minutes, au cours de l'été, et dans des conditions d'ensoleillement optimales, permet la synthèse d'une concentration suffisante de vitamine D pour les besoins quotidiens.

La vitamine D activée à la surface de la peau est transportée au foie où elle y est métabolisée. La vitamine D provenant de la diète est absorbée au niveau de l'intestin grêle avec les lipides alimentaires (voir page 33). Elle est acheminée au foie où elle est métabolisée. Elle est ensuite transportée aux reins où elle sera activée. Le foie, la peau, le cerveau, la rate et les os sont les principaux sites de réserve de la vitamine D, tandis que la bile semble être sa voie majeure d'excrétion. Avec l'âge, la synthèse cutanée s'avère de plus en plus difficile. Un apport exogène devient donc nécessaire.

Propriétés thérapeutiques

- Est nécessaire à l'absorption du calcium et du phosphore au niveau intestinal, lesquels sont requis pour la formation des os.
- Favorise la réabsorption du phosphore au niveau rénal.
- Augmente le renouvellement minéral de l'os par l'accroissement simultané de la déposition et de la résorption osseuses.
- Permet la calcification normale des os.
- Contribue à la stabilité du système nerveux et du cœur.
- Participe à la coagulation sanguine.
- Possède un effet protecteur contre plusieurs types de cancer, incluant côlon, prostate et sein.
- Contribue à prévenir les maladies auto-immunes par son action immuno-modulatrice.

Signes de déficience

Système digestif

Brûlure de la gorge et de la bouche ainsi que diarrhée.

Système hormonal

Hyperparathyroïdie.

Système immunitaire

Maladies auro-immunes

Système musculaire

Faiblesse et spasmes musculaires.

Système nerveux

Insomnie, myopie, nervosité et mauvais réflexes.

Système squelettique

Rachitisme, ostéomalacie et ostéoporose, douleur et fragilité osseuse.

Signes d'excès

C'est la vitamine la plus toxique. Augmentation de la fréquence des mictions, calcinose, diarrhée, faiblesse musculaire, maux de tête, nausée et vomissement, perte d'appétit, soif constante et vertige. Ces signes vont disparaître quelques jours après l'arrêt du surdosage.

Sources alimentaires

Foie, huiles de foie de poisson, lait, produits laitiers enrichis, œufs et huîtres.

Posologie quotidienne

Dose thérapeutique

de 400 à 2 000 UI

Dose toxique

supérieure à 10 000 UI

Vitamine E (Tocophérols Tocotriénols)

Description

La vitamine E est aussi connue sous le nom de vitamine anti-stérilité. Jusqu'à maintenant, environ sept tocophérols ont été isolés. L'isomère alpha-tocophérol est le plus actif biologiquement, et il représente 80 % de la vitamine E.

Tout comme les autres vitamines liposolubles, la vitamine E est absorbée en présence de sels biliaires et de corps gras. De l'intestin, elle est transportée au foie ainsi que dans le tissu adipeux, le cœur, les muscles, les testicules, l'utérus, le sang, les glandes surrénales et l'hypophyse, où elle est mise en réserve. La voie majeure d'excrétion est la bile.

Propriétés thérapeutiques

- Est un puissant antioxydant.
- Renforce les parois des capillaires sanguins.
- Prévient la formation de caillots sanguins en protégeant les globules rouges de l'oxydation.
- Contribue à la production d'énergie.
- Améliore l'endurance et la résistance musculaire (muscle cardiaque et muscles squelettiques).
- Provoque une dilatation des vaisseaux sanguins, permettant un meilleur apport sanguin au cœur.
- Retarde le processus de vieillissement.
- Promouvoit la guérison des brûlures et des blessures et laisse des cicatrices moins apparentes.
- Améliore la fertilité tant chez l'homme que chez la femme.
- Est impliquée au niveau du métabolisme du calcium, en corrigeant sa déposition, soit trop faible ou trop grande.
- Améliore l'immunité, puisqu'elle est impliquée au niveau de la formation des anticorps.

Signes de déficience

Système cardio-vasculaire
Rupture des globules rouges (hémolyse), athérosclérose et maladies cardiaques.

Système digestif
Dommages au foie.

Système musculaire
Désordres neuromusculaires et fonte musculaire.

Système reproducteur
Stérilité, naissance prématurée et dégénérescence testiculaire.

Système urinaire
Néphrite.

Général
Faiblesse, fatigue, oxydation des tissus et cancer.

Signes d'excès

Élévation de la pression sanguine, faiblesse, fatigue et troubles digestifs.

Note : le peu de toxicité associé à l'ingestion de doses élevées de vitamine E pourrait être expliqué par le fait que le taux d'absorption décroît rapidement avec l'augmentation des quantités ingérées.

Sources alimentaires

Céréales à grains entiers, crevettes, foie, germe de blé, huile de germe de blé, huiles de première pression à froid, légumes verts foncés (brocoli, épinard, persil), noix, pois vert et saumon.

Note : la vitamine E sous la forme de micelles est la forme de distribution la plus avantageuse en présence de malabsorption des corps gras.

Posologie quotidienne

Dose thérapeutique
de 100 à 1 200 UI

Dose toxique
supérieure à 4 000 UI

Note : la présence d'acides gras polyinsaturés dans la diète augmente les besoins en vitamine E, afin d'en prévenir l'oxydation.

Vitamine K (Phylloquinone, Ménaquinone, Ménadione)

Description

Son nom vient du mot « Koagulation » (danois). La vitamine K représente un groupe de substances ayant plusieurs provenances :

- **Vitamine K_1**
  Phylloquinone, provient des plantes vertes
- **Vitamine K_2**
  Ménaquinone, provient des bactéries de la flore intestinale
- **Vitamine K_3**
  Ménadione, précurseur synthétique des ménaquinones

La vitamine K est absorbée principalement au niveau de l'intestin grêle et très peu dans le côlon (voir page 33). Elle est transportée au foie via la lymphe où elle est mise en réserve ou distribuée aux divers tissus. Elle est excrétée dans la bile (principalement) et dans l'urine.

Propriétés thérapeutiques

- Est essentielle à la coagulation sanguine.
- Est indispensable à la fixation du calcium sur la trame osseuse.

Signes de déficience

La déficience en vitamine K est rare parce que cette vitamine est bien distribuée dans les aliments et que la flore bactérienne intestinale peut en synthétiser une quantité appréciable.
Une déficience se développe en présence de pathologies qui nuisent à l'absorption intestinale (ex : maladie coeliaque et colite).
Un prolongement du temps de la coagulation sanguine en résulte, engendrant des saignements de nez, des hémorragies et des fausses couches.

Signes d'excès

Les doses massives de vitamine K synthétique sont les seules à causer des signes de toxicité. Anémie qui cause une augmentation de la dégradation des globules rouges, rougeurs, serrement à la poitrine, transpiration et troubles hépatiques chez le nouveau-né.

Note : la vitamine K synthétique ne se retrouve pas en vente libre, elle doit être prescrite par un médecin.

Sources alimentaires

Foie, légumes verts (épinard, brocoli, laitue, chou vert, cresson, asperge), produits laitiers et viandes.

Posologie quotidienne

Dose thérapeutique
de 20 à 100 mg

Dose toxique
aucune sauf les doses massives de la forme synthétique

Les minéraux

Caractéristiques générales

Plus d'une vingtaine de minéraux sont essentiels au maintien de la santé. Environ 4 à 5 % du poids corporel est constitué de matière minérale, laquelle se retrouve dans tous les tissus et les liquides internes et ce, en quantités variables. Les minéraux possèdent de nombreuses fonctions au sein de l'organisme. Ce sont tout d'abord des matériaux de construction, puisqu'ils entrent dans la composition des os, des dents, des tissus mous, des muscles, des cellules nerveuses, du sang et des autres liquides corporels ainsi que dans la structure de plusieurs molécules physiologiques (le fer dans l'hémoglobine, l'iode dans la thyroxine, le zinc dans l'insuline, le soufre dans la vitamine B_1, le cobalt dans la vitamine B_{12}, etc.). De plus, ils participent à de nombreuses réactions physiologiques pour préserver la vigueur musculaire, pour assurer la transmission de l'influx nerveux et pour maintenir les équilibres hydrique et acido-basique. Enfin, ils sont nécessaires à l'absorption et au métabolisme de plusieurs nutriments et à la formation d'hormones et d'anticorps.
On considère qu'un minéral est essentiel lorsque :
- son exclusion du régime alimentaire provoque des symptômes de déficience ;
- lorsqu'il permet une augmentation du poids durant la croissance ;
- sa déficience provoque une diminution de sa concentration sanguine.

Ni le règne végétal et ni le règne animal ne peuvent synthétiser les minéraux. Ils doivent donc être puisés du sol ou obtenus à partir des aliments.

Certains minéraux sont nécessaires en grandes quantités : on les nomme les macro-éléments. D'autres ne doivent être présents qu'en infimes quantités : ce sont les éléments de traces ou oligo-éléments. Enfin, quelques minéraux ne devraient pas se retrouver au sein de l'organisme, puisqu'ils y génèrent des effets indésirables.

Classification des minéraux

Macro-éléments

Présents en grandes quantités dans le corps.
Les besoins sont supérieurs à 100 mg/jour.
Représentent 4 % du poids corporel.

Calcium, Chlore, Magnésium Phosphore, Potassium, Sodium, Soufre

Éléments de trace ou oligo-éléments

Présents dans le corps en très petites quantités.
Les besoins sont inférieurs à 100 mg/jour.
Ils forment 0,01 % du poids corporel.

Bore, Chrome, Cobalt, Cuivre, Fer, Fluor, Germanium, Iode, Manganèse, Molybdène, Nickel, Sélénium, Silicium, Vanadium, Zinc

Minéraux non essentiels et/ou toxiques

Minéraux non essentiels : aucune étude clinique n'a démontré que leur absence au sein de l'organisme humain se traduit par des désordres physiologiques.

Minéraux toxiques : leur présence, même en très faible quantité, donne naissance à des désordres de santé.

Aluminium, Argent, Arsenic, Béryllium, Bismuth, Brome, Cadmium, Étain, Lithium, Mercure, Or, Plomb, Strontium

Dans cet ouvrage, nous ne traiterons que des macro-éléments et des éléments de trace puisque, selon les connaissances scientifiques actuelles, des posologies pondérales ne sont essentielles au maintien de la santé et à la prévention de la maladie que pour ces deux catégories de minéraux.

Pour désigner les minéraux présents en faible quantité dans l'organisme, l'expression « éléments de trace » a été choisie au lieu d'«oligo-éléments», terminologie plus couramment utilisée, il en convient et ce, afin de bien différencier la nutrithérapie de l'oligothérapie. L'oligothérapie est une thérapeutique alternative qui utilise comme moyen de traitement des minéraux en doses très faibles (même certains minéraux considérés comme toxiques ou non essentiels pour la nutrithérapie) dont le but est de relancer des fonctions enzymatiques, alors que la nutrithérapie utilise des dosages beaucoup plus importants et elle vise à contrer des carences quantitatives.

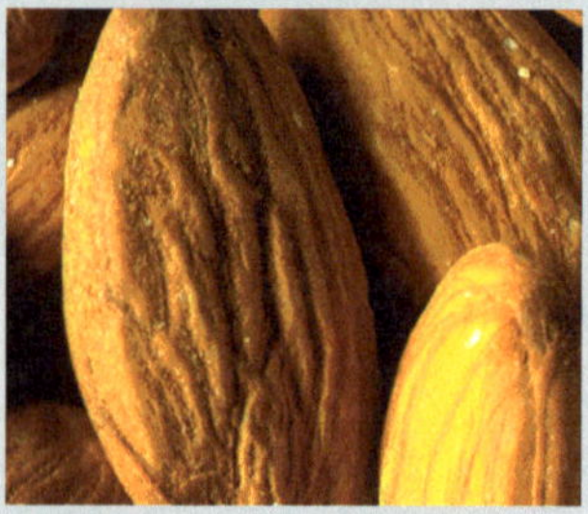

Les macro-éléments

Calcium, Chlore, Magnésium, Phosphore, Potassium, Sodium, Soufre.

Les macro-éléments

Calcium (Ca)

Description

C'est le minéral le plus abondant dans l'organisme. Il représente environ 1,5 à 2 % du poids corporel. Environ 99 % du calcium retrouvé dans le corps se situe dans les os et les dents. Le reste est impliqué dans la coagulation sanguine, la stimulation musculaire et nerveuse, le fonctionnement des glandes parathyroïdes et pour le métabolisme de la vitamine D. L'absorption de ce minéral est peu efficace. Seulement 20 à 30 % du calcium ingéré est absorbé au niveau de l'intestin grêle (voir page 33) en présence de vitamine D.

Propriétés thérapeutiques

- Est essentiel à la construction et à la solidité des os et des dents, en collaboration avec le phosphore.
- Est impliqué au niveau de la coagulation sanguine.
- Est essentiel à la régulation du rythme cardiaque et à la contraction musculaire.
- Est impliqué au niveau de la transmission de l'influx nerveux.
- Participe à l'activation de plusieurs enzymes.
- Aide à enrayer l'insomnie.
- Est essentiel à l'absorption de la vitamine B_{12}.
- Aide à prévenir une accumulation excessive d'acidité ou d'alcalinité dans le sang.
- Aide à l'utilisation du fer.
- Contribue au maintien de l'intégrité de l'ARN et de l'ADN.
- Protège les os et les dents contre l'intoxication au plomb en prévenant son absorption.
- Contribue à diminuer les spasmes musculaires.
- Aide à prévenir le cancer du côlon et du rectum.
- Contribue à la perte de poids.

Calcium (Ca)

Signes de déficience

Système cardio-vasculaire
Palpitation cardiaque, engourdissement, hypertension et hémorragie.

Système digestif
Carie dentaire, maladies péridontales ainsi que cancer du côlon et du rectum.

Système musculaire
Crampe musculaire et hyperexcitabilité neuro-musculaire (tétanie).

Système nerveux
Agitation, hyperactivité, irritabilité, nervosité, insomnie, hallucinations et dépression.

Système squelettique
Douleurs articulaires, douleurs de croissance, rachitisme, ostéomalacie et ostéoporose.

Système tégumentaire
Eczéma et ongles cassants.

Général
Retard de croissance.

Signes d'excès

Anorexie, aphasie, calcification des tissus mous, dépression, faiblesse musculaire, irritabilité, psychose, ralentissement des réflexes, troubles de coordination et troubles de mémoire.

Sources alimentaires

Algues, amande, asperge, caroube, chou frisé, fève de soja, fruits de mer, fruits séchés, graines de sésame, légumes verts foncés, levure de bière, mélasse de type Blackstrap, poissons gras et produits laitiers.

Posologie quotidienne

Dose thérapeutique
de 250 à 2 000 mg

Dose toxique
supérieure à 5 000 mg

Avec l'âge, les besoins en calcium augmentent, parce que le taux d'absorption diminue.

Chlore (Cl)

Description

Le chlore est absorbé au niveau intestinal (voir page 33). L'excrétion se fait via l'urine et la sueur. Les concentrations les plus importantes se situent dans le liquide céphalo-rachidien et dans les sécrétions digestives (acide chlorhydrique).

Propriétés thérapeutiques

- Aide à régulariser l'équilibre acido-basique et l'équilibre osmotique dans le sang.
- Est un facteur essentiel pour maintenir l'équilibre cellulaire entre le sodium et le potassium.
- Stimule la production d'acide chlorhydrique, laquelle est essentielle pour la digestion des protéines.
- Stimule la fonction hépatique.
- Contribue à maintenir l'intégrité des articulations et des tendons.

Signes de déficience

Système digestif

Perte des dents et mauvaise digestion.

Système musculaire

Désordres au niveau de la contraction musculaire et crampe musculaire.

Système tégumentaire

Perte des cheveux.

Général

Apathie et alcalose métabolique.

Signes d'excès

Vomissement et désordres au niveau de l'équilibre acido-basique.

Chlore

Sources alimentaires
Algues, chlorure de sodium (sel de table), farine de seigle, fruits de mer, olive et viandes.

Posologie quotidienne

Dose thérapeutique
de 50 à 200 mg

Dose toxique
varie selon l'état de santé

Magnésium (Mg)

Description

L'organisme adulte contient environ 25 grammes de magnésium, dont 60 à 70 % est combiné au calcium et au phosphore dans les sels complexes de l'os. Le reste se trouve dans les tissus mous et les liquides de l'organisme.
Le magnésium est absorbé au niveau de l'intestin grêle (voir page 33). Environ 50 % du magnésium ingéré est absorbé. Tout comme pour le calcium, la vitamine D est nécessaire pour que le magnésium soit utilisé adéquatement.

Propriétés thérapeutiques

- Active plusieurs réactions biologiques.
- Est impliqué dans la production d'énergie.
- Aide à régulariser la pression sanguine.
- Stimule l'immunité.
- Est nécessaire au métabolisme des glucides et des acides aminés.
- Aide à régulariser l'équilibre acido-basique.
- Promouvoit l'absorption et l'utilisation de plusieurs vitamines et minéraux, tels que les vitamines du groupe B, les vitamines C et E ainsi que le calcium, le phosphore, le sodium et le potassium.
- Est indispensable à la croissance osseuse.
- Est nécessaire au fonctionnement adéquat des nerfs et des muscles.
- Aide à réguler la température corporelle.
- Prévient la formation de calculs calciques au niveau rénal.

Signes de déficience

Une déficience en magnésium peut facilement survenir, car ce minéral est éliminé avec le processus de raffinage des aliments.

Système cardio-vasculaire

Mains et pieds froids, arythmie cardiaque, hypotension ou hypertension, anémie hémolytique, formation de caillots et autres maladies coronariennes.

Système digestif

Ballonnement, désordres du transit digestif, diarrhée, nausée et vomissement.

Magnésium

Système musculaire
Fourmillement, crampes et douleurs musculaires.

Système nerveux
Anorexie, hyperactivité, nervosité, anxiété, insomnie, troubles d'apprentissage, confusion, sonophobie, désorientation, vertige, convulsions, hallucinations et dépression.

Système squelettique
Ostéoporose.

Système urinaire
Œdème et pierres aux reins.

Général
Faiblesse.

Signes d'excès

Arythmie cardiaque, bouche sèche, dépression du système nerveux central, difficulté respiratoire, faiblesse musculaire, fatigue, hypotension, nausée, peau rouge, soif, troubles d'élocution et vomissement.

Sources alimentaires

Algues, avocat, cantaloup, céréales à grains entiers, banane, fève de soja, figue, fruits de mer, légumes verts foncés (le magnésium constitue le noyau central de la chlorophylle), mélasse de type Blackstrap, noix, poissons, pomme, produits laitiers et viandes.

Posologie quotidienne

Dose thérapeutique
de 300 à 800 mg

Dose toxique
supérieure à 3 000 mg

Phosphore (P)

Description

Il représente le deuxième minéral le plus abondant dans le corps après le calcium. On le retrouve dans toutes les cellules du corps. Entre 85 et 90 % du phosphore se retrouve dans les os et les dents. Le reste est distribué dans chacune des cellules (la concentration la plus importante se retrouvant dans les muscles striés). Un corps sain maintient un équilibre calcium-phosphore dans l'os dans un ratio de 2,5 parties de calcium pour 1 partie de phosphore.

La majorité du phosphore alimentaire est absorbée au niveau intestinal (voir page 33). Environ 70 % du phosphore ingéré est absorbé. Ce minéral est principalement mis en réserve dans les os et les dents, avec le calcium. Le surplus est excrété via l'urine.

L'absorption du phosphore dépend de la présence de la vitamine D et du calcium.

Propriétés thérapeutiques

- Est essentiel à la calcification des os et des dents.
- Est impliqué dans la majorité des réactions physiologiques.
- Contribue à l'utilisation des glucides, des lipides et des protéines.
- Est impliqué dans la croissance et la réparation des tissus.
- Participe à la production d'énergie.
- Stimule la contraction musculaire.
- Fait partie de la structure biochimique de plusieurs substances physiologiques, telles que de nombreuses enzymes, l'ADN, l'ARN, les formes actives des vitamines B_1, B_2 et B_6, etc.
- Participe à la transmission de l'influx nerveux.
- Renforce les fonctions mentales.

Phosphore

Signes de déficience

Système cardio-vasculaire
Engourdissement.

Système nerveux
Anorexie, anxiété, tremblement et irritabilité.

Système respiratoire
Respiration irrégulière.

Système squelettique
Douleur osseuse.

Général
Fatigue générale et faiblesse.

Signes d'excès

Il n'y a pas de toxicité connue. Par contre, on sait qu'un excès de phosphore dans l'alimentation nuit à l'absorption du calcium et du fer.

Sources alimentaires

Les aliments riches en protéines sont aussi riches en phosphore.

Ail, asperge, boissons gazeuses, céréales à grains entiers, fruits séchés, graines, légumineuses, maïs, noix, œuf, poissons, produits laitiers, viandes et volailles.

Posologie quotidienne

Dose thérapeutique
de 800 à 1 000 mg

Dose toxique
non établie

Potassium (K)

Description

Il représente 5 % de la totalité des minéraux retrouvés dans le corps. L'organisme contient environ 250 grammes de potassium, lequel est localisé majoritairement dans les muscles. Le potassium est absorbé au niveau intestinal (voir page 33) et il est excrété principalement dans l'urine et la transpiration.

Propriétés thérapeutiques

- Participe à la production d'énergie.
- Est impliqué dans la synthèse du glycogène et des protéines.
- Contribue à la régulation du rythme cardiaque et de la tension artérielle.
- Maintient le système nerveux en équilibre.
- Permet une contraction musculaire adéquate.
- Est un facteur essentiel pour le maintien de l'équilibre acido-basique avec le sodium et le chlore.
- Est nécessaire à la croissance.
- Aide à maintenir une peau saine.
- Stimule l'élimination des toxines via les reins.

Signes de déficience

Système cardio-vasculaire

Arythmie cardiaque, hypercholestérolémie et hypotension.

Système digestif

Bouche sèche et constipation.

Système musculaire

Faiblesse musculaire.

Potassium

Système nerveux
Troubles de perception, mauvais réflexes, nervosité, insomnie et dépression.

Système respiratoire
Difficulté respiratoire.

Système tégumentaire
Acné et peau sèche.

Système urinaire
Œdème et protéinurie.

Général
Désordres de croissance et fatigue.

Signes d'excès

Arrêt cardiaque, bradycardie, confusion mentale, engourdissement et faiblesse.

Sources alimentaires

Abricot, ail, avocat, banane, épinard, fève de lima, fruits séchés, grains entiers, mélasse de type Blacktrap, noix, orange, patate douce, pomme de terre, riz brun et yogourt.

Note : l'alimentation moderne contient trop de sodium par rapport au potassium, ce qui nuit à l'équilibre osmotique et favorise le développement d'hypertension.

Posologie quotidienne

Dose thérapeutique
de 500 à 3 000 mg

Dose toxique
varie selon l'état de santé

Sodium (Na)

Description

Le sodium est l'une des composantes majeures retrouvées au sein des liquides corporels. On le retrouve aussi à la surface des cristaux de l'os. Une petite quantité de sodium est absorbée au niveau stomacal, mais la majeure partie l'est au niveau intestinal (voir page 33). L'excès est excrété dans l'urine.

Propriétés thérapeutiques

- Participe au maintien de l'équilibre cellulaire.
- Est nécessaire à la transmission de l'influx nerveux.
- Contribue à l'équilibre acido-basique.
- Aide à éliminer le gaz carbonique de l'organisme.
- Est essentiel pour la production d'acide chlorhydrique dans l'estomac.

Signes de déficience

Système cardio-vasculaire
Hypotension.

Système digestif
Crampes abdominales, gaz intestinaux, désordres gustatifs, nausée, vomissement et ulcération.

Système musculaire
Crampes et fonte musculaires.

Système nerveux
Anorexie, maux de tête, troubles de mémoire, confusion, hallucinations, vertige, fragilité émotionnelle et dépression.

Système tégumentaire
Dermatose.

Général
Faiblesse et fatigue.

Signes d'excès

Anorexie, arrêt cardiaque, calculs rénaux, convulsion, dépression respiratoire, hémorragie interne, hyperactivité, hypertension artérielle, insuffisance circulatoire en périphérie, insuffisance rénale, irritabilité, œdème, rétention d'eau, vertige et vomissement.

Sources alimentaires

Aliments préparés commercialement (potages, sauces, en poudre et en conserve, repas congelés prêts à servir, etc.), bicarbonate de soude, céleri, fruits de mer, produits laitiers, sel de table, varech, viandes et volailles.

Posologie quotidienne

Dose thérapeutique
de 300 à 3 000 mg

Dose toxique
supérieure à 14 000 mg

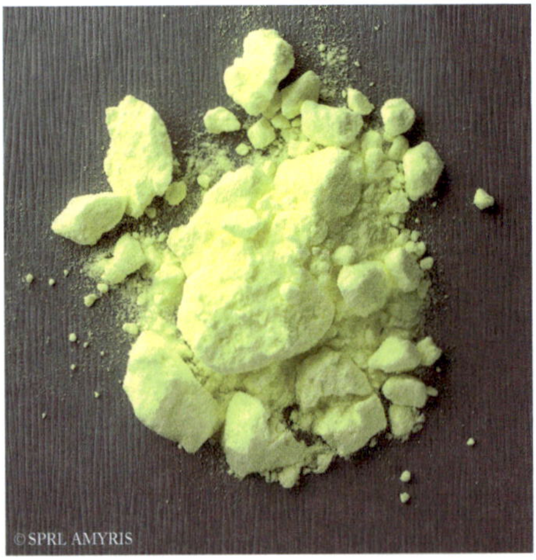

Soufre p. 135

Soufre (S)

Description

Ce minéral est présent dans toutes les cellules animales et végétales. Il est absorbé au niveau intestinal (voir page 33) et ensuite transporté au foie où sont élaborées de nombreuses substances soufrées (ex : protéines). L'excès est excrété dans l'urine. Le soufre est mis en réserve dans toutes les cellules du corps. Les concentrations les plus élevées se retrouvent dans les articulations, les cheveux, la peau et les ongles.

Propriétés thérapeutiques

- Est un important constituant des protéines.
- Entre dans la structure de plusieurs acides aminés (méthionine, cystéine, cystine et taurine).
- Est nécessaire à la synthèse du collagène.
- Est présent dans la kératine, protéine nécessaire à la solidité de la peau, des ongles et des cheveux.
- Participe à l'activité nerveuse.
- Est impliqué dans la production d'énergie.
- Stimule la sécrétion de la bile.
- Participe à la détoxication hépatique.

Signes de déficience

Les végétaliens sont exposés à un apport protéique insuffisant, lequel mène à une déficience en soufre. Les signes cliniques seront donc les mêmes que ceux reliés à une carence protéique. En voici les principaux :

Système cardio-vasculaire
Anémie.

Système digestif
Diarrhée.

Système nerveux
Anorexie.

Soufre

Système urinaire
Œdème.

Système tégumentaire
Dermatose.

Général
Croissance diminuée, apathie, faiblesse et fatigue.

Signes d'excès
Aucune étude n'a révélé la présence d'effets secondaires, suivant une consommation excessive de soufre.

Sources alimentaires
Ail, chou de Bruxelles, chou frisé, chou, germe de blé, navet, œuf, oignon, poissons, produits laitiers, raifort et viandes.

Posologie quotidienne

Dose thérapeutique
de 500 à 1 000 mg

Dose toxique
non établie

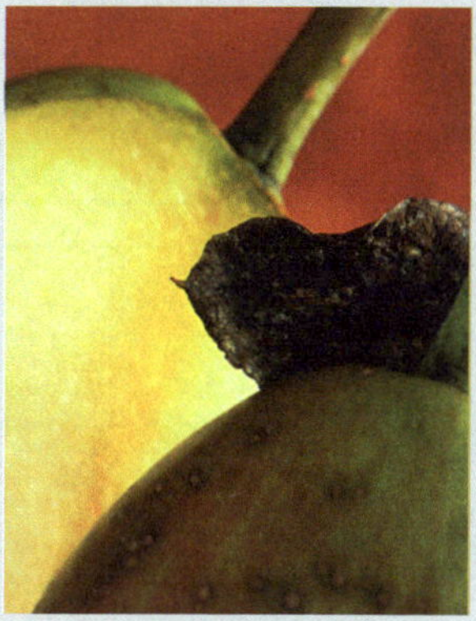

Les éléments de trace ou oligo-éléments

Bore, Chrome, Cobalt, Cuivre, Fer, Fluor, Germanium, Iode, Manganèse, Molybdène, Nickel, Sélénium, Silicium, Vanadium, Zinc.

Les éléments de trace

Bore

Description
Le bore a été découvert en 1982 et identifié comme un facteur essentiel pour la croissance osseuse.

Propriétés thérapeutiques
- Participe à la croissance osseuse et musculaire.
- Est nécessaire à l'utilisation du calcium, du phosphore, du magnésium et de la vitamine D.
- Stimule les fonctions nerveuses.
- Participe à la production d'énergie.

Signes de déficience
Système musculaire
Faiblesse musculaire.

Système squelettique
Arthrite et ostéoporose.

Général
Arrêt de croissance.

Signes d'excès
Dermatite, diarrhée, léthargie, nausée et vomissement.

Sources alimentaires
Carotte, céréales à grains entiers, légumes verts foncés, noix, poire, pomme et raisin.

Posologie quotidienne
Dose thérapeutique
de 1 à 6 mg

Dose toxique
supérieure à 3 mg

Chrome

Description

Ce minéral est difficile à absorber, puisque seulement 3 % du chrome alimentaire est retenu par le corps. Il est mis en réserve dans la rate, les reins, les testicules, le cœur, le pancréas, les poumons et le cerveau. L'excrétion se fait majoritairement dans l'urine, et une brève partie, dans les selles. La quantité de chrome mise en réserve diminue avec l'âge.

Propriétés thérapeutiques

- Favorise une meilleure utilisation du glucose par l'organisme.
- Est essentiel à la synthèse du cholestérol, de plusieurs autres lipides et des protéines.
- Aide à moduler le taux de cholestérol sanguin.
- Est un constituant de plusieurs enzymes.
- Favorise la perte de poids (tissu adipeux).

Signes de déficience

Système cardio-vasculaire

Hypercholestérolémie et athérosclérose.

Système hormonal

Diabète et hypoglycémie.

Système nerveux

Anxiété.

Général

Désordres de croissance et fatigue.

Note : les femmes enceintes sont prédisposées à développer une déficience en chrome, car le fœtus en utilise de très grandes quantités.

Chrome

Signes d'excès

Dermatite, détérioration de la fonction rénale, détérioration hépatique et ulcère gastro-intestinal.

Sources alimentaires

Algues, céréales à grains entiers, champignon, foie de veau, poulet, huile de maïs, légumineuses, levure de bière, mélasse de type Blackstrap, noix, œuf, pomme de terre et produits laitiers.

Posologie quotidienne

Dose thérapeutique

de 300 à 400 mcg

Dose toxique

supérieure à 600 mcg

Cobalt (Co)

Description

Tout comme le chrome, le cobalt ingéré est absorbé en très faible quantité. Il est mis en réserve dans les globules rouges, le plasma, le foie, les reins, le pancréas et la rate. Il est excrété dans l'urine, une fois utilisé par l'organisme.

Propriétés thérapeutiques

- Est un constituant de la vitamine B_{12} (cobalamine).
- Active plusieurs enzymes.
- Est nécessaire à la synthèse et à l'entretien des globules rouges.

Signes de déficience

Système cardio-vasculaire

Anémie pernicieuse.

Général

Retard de croissance.

Signes d'excès

Diarrhée, élargissement de la glande thyroïde, engourdissement des doigts et des orteils, excès de cellules sanguines, fatigue, pâleur et palpitations cardiaques.

Sources alimentaires

Foie, fruits, huître, lait, légumes verts feuillus, palourde, rein et volaille. Les sources animales sont les plus abondantes. Les végétariens sont donc plus susceptibles de développer une déficience en cobalt.

Posologie quotidienne

Dose thérapeutique

non établie

Dose toxique

non établie

Cuivre (Cu)

Description

Environ 30 % du cuivre ingéré est absorbé par le corps. L'absorption se fait au niveau du duodénum (voir page 33). Le cuivre est mis en réserve dans le foie, les reins, le cœur, le cerveau, les os et les muscles. L'excès est excrété principalement dans la bile via les selles, alors qu'une petite quantité est perdue via l'urine.

Propriétés thérapeutiques

- Est essentiel à la synthèse de plusieurs protéines : collagène, hémoglobine, mélanine, élastine, etc.
- Est présent dans plusieurs enzymes.
- Participe au métabolisme des protéines.
- Est requis pour la synthèse des phospholipides.
- Est nécessaire à l'activation de l'antioxydant superoxyde dismutase.
- Contribue à la perception du goût.
- Participe à la formation de la gaine de myéline.

Signes de déficience

Système cardio-vasculaire

Anémie hypochrome et microcytaire, hypercholestérolémie et dégénérescence cardiaque.

Système digestif

Diarrhée.

Système immunitaire

Infections et leucopénie.

Système nerveux

Dépression.

Système respiratoire

Emphysème.

Système squelettique
Ostéoporose et arthrose.

Système tégumentaire
Alopécie et dermatose.

Général
Fatigue et faiblesse.

Signes d'excès

Dépression, destruction des tissus oculaires, douleurs articulaires et musculaires, hyperactivité chez l'enfant, hypertension, hypoglycémie, insomnie, irritabilité, nervosité, schizophrénie, sénilité et tension prémenstruelle.

Note : le niveau de cuivre retrouvé dans le sang s'élève progressivement durant la grossesse. Après l'accouchement, il faut compter deux à trois mois pour que la concentration de ce minéral s'abaisse. Ce niveau élevé de cuivre pourrait expliquer la dépression qu'expérimentent les femmes après l'accouchement.

Sources alimentaires

Ail, amande, avocat, betterave, mélasse de type Blackstrap, brocoli, céréales à grains entiers, champignon, fève de soja, foie, fruits de mer, légumes verts feuillus, lentilles, noix, orange, radis, raisin et saumon.

Posologie quotidienne

Dose thérapeutique
de 2 à 4 mg

Dose toxique
supérieure à 40 mg

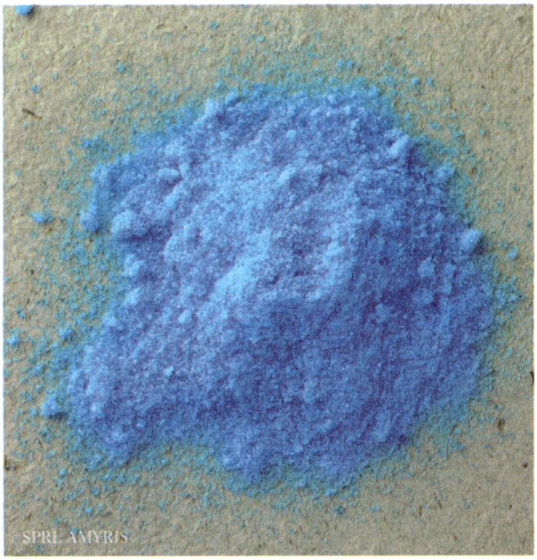

Cuivre p. 142

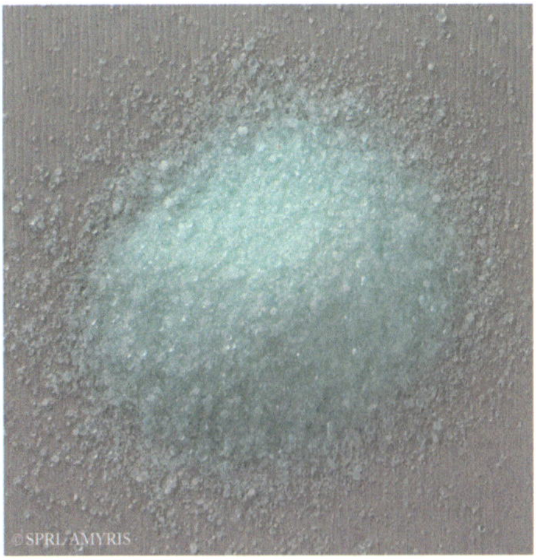

Fer p. 145

Fer (Fe)

Description

L'organisme contient quatre à cinq grammes de fer. Au cours de la digestion, ce minéral est libéré des composés organiques auxquels il était attaché pour être absorbé au niveau de l'estomac et du duodénum (voir page 33). Environ 10 % du fer ingéré est absorbé. Il est mis en réserve dans le foie, la rate, la moelle osseuse et dans le sang. L'excès est excrété en petites quantités dans l'urine, les selles, les pertes menstruelles et la sueur.

Note : le fer d'origine animale est mieux absorbé que celui d'origine végétale (25 % versus 5 %).

Propriétés thérapeutiques

- Est un constituant de l'hémoglobine (dans les globules rouges) et de la myoglobine (dans les cellules musculaires), il est le transporteur de l'oxygène et du gaz carbonique au sein de l'organisme.
- Augmente la résistance au stress et aux infections.
- Participe à la transformation des protéines.
- Est indispensable à la synthèse de plusieurs neurotransmetteurs.

Signes de déficience

Système cardio-vasculaire

Anémie ferriprive et palpitations.

Système digestif

Désordres digestifs.

Système immunitaire

Faible résistance aux infections.

Système nerveux

Anorexie, maux de tête, sensibilité au froid, confusion, troubles d'apprentissage, vertiges, irritabilité et dépression.

Système respiratoire

Troubles respiratoires.

Fer

Système tégumentaire

Démangeaison, cicatrisation lente et pâleur de la peau.

Général

Fatigue et désordres de croissance.

Signes d'excès

Anémie hémolytique, anorexie, artériosclérose, cirrhose du foie, fatigue, hépatite, insuffisance pancréatique, maux de tête, teint grisâtre et vertige.

Sources alimentaires

Algues, amande, avocat, betterave, céréales à grains entiers, foie, fruits séchés, graine de sésame, légumes verts feuillus, légumineuses, mélasse de type Blacktrap, œuf, poissons, raisin, viandes et volailles.

Posologie quotidienne

Dose thérapeutique

de 10 à 50 mg

Dose toxique

supérieure à 100 mg

Note : les besoins en fer augmentent en période de croissance, durant la grossesse et la période d'allaitement, chez les femmes dont le cycle menstruel est actif, suite à une chirurgie ainsi qu'en présence d'hémorragie. Par contre, il apparaît dangereux de proposer un supplément de fer dans un programme de supplémentation de prévention, lorsqu'il n'existe aucun signe de déficit particulier, car le fer a une action pro-oxydante, lorsqu'il est présent en excès.

Fluor (F)

Description

Ce minéral est présent en quantité minime dans presque tous les tissus humains, mais on le retrouve principalement dans le squelette et les dents. La glande thyroïde, la salive et les sécrétions lactées contiennent également de faibles quantités de fluor. Jusqu'à 90 % du fluor est rapidement absorbé au niveau de la muqueuse gastro-intestinale (voir page 33). L'excès est éliminé via les reins.

Propriétés thérapeutiques

- Favorise la solidité des os et des dents.
- Fournit une protection contre la carie dentaire.

Signes de déficience

Système digestif

Mauvais développement dentaire et caries subséquentes.

Système squelettique

Fragilité osseuse.

Signes d'excès

Calcification des tissus mous, cancer, dermatite, fluorose dentaire, fluorose osseuse, lithiases rénales, ostéosclérose, tendinite et vieillissement prématuré.

Note : l'eau fluorée ainsi que les dentifrices enrichis de fluor contiennent des concentrations de fluor non négligeables, pouvant avoir des répercussions sur la santé.

Sources alimentaires

Céréales à grains entiers, fromage, fruits de mer, légumes frais, thé et viandes.

Posologie quotidienne

Dose thérapeutique

non établie

Dose toxique

varie selon l'état de santé

Germanium (Ge)

Description

On retrouve ce minéral dans le sol, chez les végétaux ainsi que chez les animaux.

Propriétés thérapeutiques

- Améliore l'oxygénation cellulaire.
- Possède une action antioxydante.
- Contribue à maintenir le système immunitaire en équilibre.

Signes de déficience

Général

Fatigue.

Signes d'excès

Désordres rénaux.

Sources alimentaires

Ail, brocoli, céleri, champignon shitaker, choucroute, jus de tomate, lait, oignon et rhubarbe.

Posologie quotidienne

Dose thérapeutique

de 50 à 150 mg

Dose toxique

non établie

Iode (I)

Description

L'organisme contient de 15 à 25 mg d'iode, dont 70 à 80 % sont concentrés dans la glande thyroïde. Le reste est distribué parmi toutes les cellules du corps : 90 à 95 % de l'iode ingéré est absorbé au niveau de la muqueuse intestinale (voir page 33), alors que l'excrétion se fait par les voies urinaires.

Propriétés thérapeutiques

- Est nécessaire à la synthèse des hormones thyroïdiennes.
- Contribue à régulariser la production d'énergie.
- Aide à l'absorption des glucides.
- Promouvoit la croissance et le développement.
- Active le métabolisme et ainsi favorise la perte de poids.
- Participe à la transformation du bêta-carotène en vitamine A.

Signes de déficience

Système cardio-vasculaire

Artériosclérose et palpitations cardiaques.

Système hormonal

Gain de poids, goître et hypothyroïdisme.

Système nerveux

Ralentissement des fonctions mentales, nervosité et irritabilité.

Système tégumentaire

Perte des cheveux et cheveux secs.

Général

Fatigue.

Note : les enfants naissant d'une mère présentant une déficience en iode durant la grossesse sont prédisposés à développer un crétinisme endémique, une maladie congénitale caractérisée par un retard mental et physique.

Iode

Signes d'excès
Hypertrophie de la glande thyroïde.

Sources alimentaires
Ail, algues marines (varech, dulse), asperge, champignon, courge d'été, épinard, fève de lima, fruits de mer, graine de sésame, poissons d'eau salée et sel iodé.

Note : des composés retrouvés dans certains aliments crus (chou, chou de Bruxelles, chou-fleur, varech, pêche, poire, épinard, navet et noix) interfèrent avec l'iode dans la production des hormones thyroïdiennes.

Posologie quotidienne

Dose thérapeutique
de 100 à 1 000 mcg

Dose toxique
supérieure à 2 000 mcg

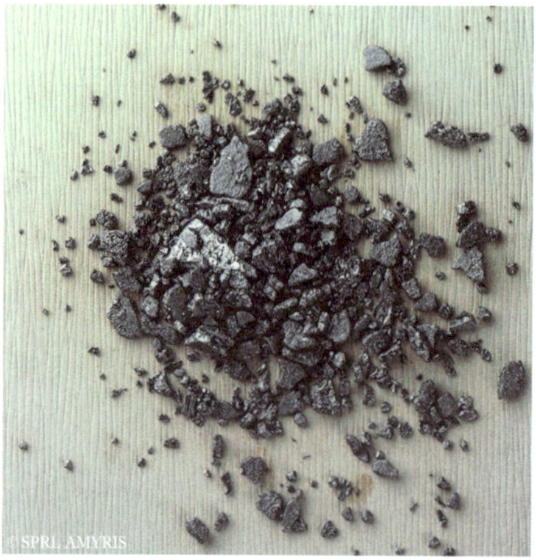

Iode

Manganèse (Mn)

Description

L'organisme contient entre 12 et 20 grammes de manganèse et les plus fortes concentrations se situent dans le foie, les reins et les muscles squelettiques. Le taux d'absorption de cet élément est très faible, soit 3 à 8 %. L’excrétion se fait via la bile et les sucs pancréatiques dans les selles.

Propriétés thérapeutiques

- Permet d’activer de nombreuses enzymes.
- Participe à la synthèse des glucides, des lipides et des protéines.
- Est nécessaire au développement squelettique.
- Est essentiel à la synthèse de la thyroxine, une hormone thyroïdienne, et à celle des hormones sexuelles.
- Participe à la synthèse du lait maternel.
- Préserve la santé du système nerveux.

Signes de déficience

Système cardio-vasculaire

Hypercholestérolémie et augmentation du temps de coagulation.

Système digestif

Nausée et vomissement.

Système hormonal

Intolérance au glucose, dommages au pancréas et dégénérescence ovarienne et testiculaire.

Système musculaire

Perte de la coordination musculaire.

Système nerveux

Acouphène, vertiges, surdité chez le nourrisson, irritabilité, épilepsie, convulsion et paralysie.

Manganèse

Système squelettique
Fragilité osseuse.

Système tégumentaire
Dermatite et coloration rougeâtre des cheveux.

Général
Faiblesse et perte de poids.

Signes d'excès

Anorexie, désordres de jugement et perte de mémoire, douleurs musculaires, hallucinations, insomnie et tremblement.

Note : une forte consommation de manganèse nuit à l'utilisation et à la mise en réserve du fer.

Sources alimentaires

Algues marines, ananas, avocat, bleuet, céréales à grains entiers, graines, jaune d'œuf, légumes verts feuillus, légumineuses et noix.

Posologie quotidienne

Dose thérapeutique
de 2 à 50 mg

Dose toxique
supérieure à 50 mg

Molybdène (Mo)

Description

L'absorption du molybdène s'effectue au niveau de l'estomac et de l'intestin grêle . Il est mis en réserve dans le foie, les reins et les os. L'excrétion se fait via l'urine.

Propriétés thérapeutiques

- Est un constituant de plusieurs enzymes nécessaires à la détoxication.
- Sert de cofacteur pour la synthèse de l'acide urique.
- Supporte la croissance osseuse et la solidité des dents.
- Possède une action favorable sur le métabolisme du fer.

Signes de déficience

Système digestif
Désordres au niveau de la bouche et des gencives. Détoxication hépatique insuffisante.

Système hormonal
Impuissance sexuelle masculine.

Système nerveux
Irritabilité.

Général
Cancer.

Signes d'excès

Anémie, diarrhée, goutte, lésions osseuses et musculaires et retard de croissance.

Sources alimentaires

Abats (foie, reins), céréales à grains entiers, légumes verts foncés, légumineuses et produits laitiers.

Posologie quotidienne

Dose thérapeutique
de 100 à 1 000 mcg

Dose toxique
supérieure à 10 mg

Nickel (Ni)

Description

On retrouve environ 10 mg de nickel dans l'organisme. Seulement 10 % de la teneur ingérée est absorbée au niveau du tube digestif. Une fois dans la circulation, ce minéral est transporté aux cellules, combiné à l'albumine sérique (une protéine). La majorité du nickel est excrétée via les selles et en partie via l'urine et la sueur.

Propriétés thérapeutiques

- Est un activateur enzymatique.
- Participe au métabolisme des glucides, des lipides et de nombreuses hormones.

Signes de déficience

Système cardio-vasculaire

Ralentissement dans la formation des globules rouges et anémie.

Système digestif

Malabsorption intestinale et cirrhose du foie.

Système nerveux

Tensions nerveuses.

Système urinaire

Insuffisance rénale.

Général

Retard de croissance.

Signes d'excès

Cancer, dermatite de contact, diarrhée, étourdissement, gingivite, insomnie, maux de tête, nausée et vomissement.

Sources alimentaires

Banane, céréales à grains entiers, graines, légumineuses, levure de bière, noix et poire.

Posologie quotidienne

Dose thérapeutique

entre 250 et 700 mcg

Dose toxique

non établie

Sélénium (Se)

Description

On retrouve le sélénium dans le sol, dans l'eau ainsi que dans les végétaux. Au sein de l'organisme, il est présent en très petites quantités dans le foie et les reins, mais également dans les muscles et les autres tissus. Ce minéral est absorbé au niveau du tube digestif et excrété via l'urine.

Propriétés thérapeutiques

- Est un puissant antioxydant.
- Participe à l'activation de la glutathion peroxydase (une enzyme antioxydante).
- Protège le système immunitaire en collaboration avec la vitamine E.
- Contribue à la production d'anticorps.
- Aide à prévenir certains cancers.
- Est essentiel pour l'élasticité des tissus.
- Améliore le rendement de la production d'énergie.
- Participe à la régulation des hormones thyroïdiennes.
- Contribue à la santé des spermatozoïdes.
- Agit comme détoxifiant des métaux lourds.

Signes de déficience

Système cardio-vasculaire

Hypercholestérolémie et insuffisance cardiaque.

Système digestif

Insuffisance pancréatique et désordres hépatiques.

Système hormonal

Stérilité masculine.

Système immunitaire

Infections.

Système musculaire

Douleurs musculaires et dystrophie musculaire.

Sélénium

Système nerveux
Retard mental et cataractes.

Général
Désordres de croissance, pathologies reliées à l'action néfaste des radicaux libres, vieillissement prématuré et cancer.

Signes d'excès

Alopécie, arthrite, augmentation du rythme respiratoire, désordres gastro-intestinaux, désordres hépatiques, diabète, éruptions cutanées, fatigue, fièvre, goût métallique, haleine à odeur d'ail, inconfort musculaire, insuffisance rénale, irritabilité, lésions au niveau du système nerveux, ongles cassants, pâleur, paralysie, peau jaunâtre, perte des dents, des ongles et suppression de l'activité immunitaire.

Sources alimentaires

Ail, algues, brocoli, céréales à grains entiers, fruits de mer, levure de bière, noix du Brésil, poissons (saumon, thon, hareng), produits laitiers, viandes et volailles.

Posologie quotidienne

Dose thérapeutique
de 50 à 200 mcg

Dose toxique
supérieure à 400 mcg

Note : ne pas excéder 40 mcg chez la femme enceinte.

Silicium (Si)

Description

Ce minéral est absorbé rapidement au niveau intestinal (voir page 33). Il est ensuite distribué aux tissus conjonctifs et son excrétion se fait via l'urine. Il existe peu de données sur le métabolisme du silicium. Par contre, il est connu qu'une élévation de l'apport en augmente l'excrétion urinaire et que le niveau de silicium au sein de l'organisme diminue avec l'âge.

Propriétés thérapeutiques

- Contribue à l'architecture et à l'élasticité du tissu conjonctif et est donc essentiel à la formation des ongles, de la peau, des cheveux et des articulations.
- Est nécessaire à la calcification des os.
- Maintient la flexibilité des artères.
- Stimule le système immunitaire.
- Est indispensable à la santé du système pulmonaire.
- Aide à contrer les effets néfastes engendrés par l'aluminium au sein de l'organisme (cerveau et os).
- Retarde le processus de vieillissement des tissus.

Signes de déficience

Système cardio-vasculaire

Athérosclérose et hypertension.

Système squelettique

Ostéoarthrite.

Général

Mauvaise qualité des composantes des tissus conjonctifs (tissus de soutien).

Signe d'excès

Calculs rénaux.

Silicium

Sources alimentaires

Betterave, eau de source, fève de soja, fibres végétales (céréales à grains entiers, légumes racines et légumes verts feuillus) et luzerne.

Posologie quotidienne

Dose thérapeutique
de 50 mcg à 2 mg

Dose toxique
non établie

Vanadium

Description
Ce minéral est présent dans tous les tissus du corps. La majeure partie ingérée n'est pas absorbée. Le foie et les os en sont les principaux lieux d'entreposage et l'urine, la majeure voie d'excrétion.

Propriétés thérapeutiques
- Participe au développement des os, du cartilage, et des dents.
- Contribue au métabolisme du fer et à la croissance des globules rouges.
- Est un régulateur enzymatique.
- Est important pour la croissance et la reproduction.
- Améliore l'utilisation de l'insuline.
- Contribue à normaliser le niveau de cholestérol sanguin.

Signes de déficience
Système cardio-vasculaire
Maladies cardio-vasculaires.

Système reproducteur
Infertilité.

Système squelettique
Désordres osseux.

Système urinaire
Maladies rénales.

Signes d'excès
Retard de croissance, diarrhée, anorexie et maniaco-dépression.

Sources alimentaires
Champignon, fruits de mer, grains d'aneth, grains entiers, huiles végétales, olive, persil, poissons, poivre noir, radis et viandes.

Posologie quotidienne
Dose thérapeutique
de 200 mcg à 1 mg

Dose toxique
non établie

Zinc (Zn)

Description

On retrouve entre deux et trois grammes de zinc dans l'organisme. Cet élément est rapidement absorbé par la partie supérieure de l'intestin grêle (voir page 33). La mise en réserve se fait dans le pancréas, le foie, les reins, les os, les muscles squelettiques, les yeux, la prostate, les spermatozoïdes, la peau, les cheveux, les ongles et dans les globules blancs. L'excrétion s'effectue par la voie intestinale.

Propriétés thérapeutiques

- Est un constituant et un activateur de nombreuses enzymes.
- Joue un rôle important dans l'équilibre hormonal.
- Est présent dans l'insuline.
- Contribue à la croissance générale ainsi qu'au développement adéquat des organes reproducteurs.
- Promouvoit le fonctionnement normal de la prostate.
- Participe au maintien de l'équilibre immunitaire.
- Collabore à la guérison des plaies.
- Contribue à l'acuité gustative et olfactive.
- Protège le foie.
- Participe à la synthèse du collagène.

Signes de déficience

Système cardio-vasculaire

Hypercholestérolémie, athérosclérose et mauvaise circulation.

Système digestif

Diarrhée et insuffisance pancréatique.

Système immunitaire

Susceptibilité aux infections.

Système nerveux

Anorexie, irritabilité, tensions nerveuses, insomnie, perte du goût et de l'odorat, amnésie et dépression.

Système reproducteur
Retard de la maturité sexuelle, hypogonadisme, impuissance et infertilité (masculine), troubles de la prostate et cycle menstruel irrégulier.

Système squelettique
Douleurs articulaires et arthrite.

Système tégumentaire
Acné, alopécie, cheveux et ongles cassants, taches blanches sur les ongles, eczéma, ralentissement de la cicatrisation et vergetures.

Général
Apathie, fatigue, léthargie, retard de croissance et cancer.

Signes d'excès

Baisse du taux de HDL, déshydratation, étourdissement, léthargie, mauvaise absorption des minéraux, mauvaise coordination musculaire, nausée et vomissement.

Sources alimentaires

Algues, céréales à grains entiers, champignon, fève de soja, foie, fromage, fruits de mer, graine de citrouille, jaune d'œuf, légumineuses, levure de bière, pacane, poissons gras, son et germe de blé, tofu, viandes et volailles.

Posologie quotidienne

Dose thérapeutique
de 20 à 100 mg

Dose toxique
non établie

Note : un apport quotidien supérieur à 100 mg peut affaiblir le système immunitaire.

Les acides gras essentiels (AGE) et leurs dérivés

Caractéristiques générales

Les sources d'acides gras abondent dans la nature. Ces derniers sont classés en fonction de leur liaison atomique et se divisent en trois groupes : acides gras saturés, monoinsaturés et polyinsaturés. C'est dans cette troisième catégorie que se retrouvent les acides gras essentiels, soit l'*acide cis-linoléique* (oméga-6) et l'*acide alpha-linolénique* (oméga-3).

Contrairement aux autres acides gras polyinsaturés retrouvés au sein de l'organisme, le corps n'est pas en mesure de synthétiser les acides gras dits essentiels, d'où leur qualificatif.

Acides gras essentiels	sont tous polyinsaturés
Acides gras polyinsaturés	ne sont pas tous essentiels

Il est donc nécessaire de les puiser dans l'alimentation et/ou par la prise de suppléments alimentaires, puisque de nombreux problèmes de santé sont dus à leur déficience. Ces molécules lipidiques, en fait, sont nécessaires au fonctionnement optimal de tous les systèmes de l'organisme. Tout d'abord, comme éléments structuraux des cellules et ensuite, en tant que précurseurs de plusieurs médiateurs cellulaires (dont les prostaglandines). Les médiateurs cellulaires, quant à eux, sont responsables à la fois de la stimulation des muscles lisses, de la dilatation ou de la constriction des petites artères, de la dilatation des bronches, de la réduction ou de l'augmentation de la pression sanguine, de la stimulation des mécanismes de défense immunitaire, du déclenchement des contractions lors de l'accouchement, du déclenchement des menstruations, des réactions inflammatoires, etc.

Contrairement aux vitamines et aux minéraux, les acides gras essentiels sont des molécules énergétiques. En effet, chaque gramme consommé fournira neuf kilocalories à l'organisme.

Les végétaux sont en mesure de les synthétiser, où ils se retrouveront en grandes concentrations dans les noix et les graines. Celles-ci et plus particulièrement leurs huiles, deviendront donc des sources alimentaires importantes d'acides gras essentiels.

Le rapport entre les acides gras oméga-6 et oméga-3 consommés est d'une importance capitale, puisqu'ils utilisent les mêmes outils physiologiques (enzymes) pour leur transformation en dérivés physiologiquement actifs. Ainsi, l'activité de ces deux familles d'acides gras essentiels peut être entravée réciproquement, lorsqu'ils sont consommés dans des proportions inadéquates. Le rapport optimal entre les oméga-6 et les oméga-3 devrait se situer entre 3:1 et 7:1. Actuellement, les nord-américains, dont l'alimentation est pauvre en acides gras essentiels, ont un ratio situé entre 20:1 et 30:1, ce qui suggère la présence d'un surplus d'acides gras oméga-6 au détriment des oméga-3.

Il est important de noter que le cerveau d'un jeune bébé se développe à un rythme accéléré manifestant un besoin marqué en acides gras essentiels, lequel sera comblé par l'allaitement. À cet égard, le lait maternel fournit sept fois plus d'acides gras essentiels que celui de la vache.

La consommation d'acides gras polyinsaturés, incluant les acides gras essentiels, devra toujours être accompagnée d'un apport important de facteurs protecteurs (antioxydants). En effet, ces acides gras, lorsqu'ils subissent l'attaque des radicaux libres, peuvent être à l'origine de dérivés toxiques, lesquels peuvent être à leur tour responsables de nombreuses agressions physiologiques (athérosclérose, maladies inflammatoires, phénomène de vieillissement, initiation au cancer, etc.).

Acide cis-linoléique (Oméga-6)

Description

Cet acide gras est l'un des plus important et des plus fréquemment rencontré dans les huiles vierges. Il s'agit d'un acide gras poly-insaturé uniquement synthétisé par les végétaux. Il constitue la source la plus importante d'oméga-6.

Propriétés thérapeutiques

- Est le précurseur des prostaglandines de la première série (voir p. 34).
- Est le précurseur de l'acide arachidonique, lequel est à son tour le précurseur des prostaglandines de la deuxième série (voir p. 34).
- Réduit la pression sanguine.
- Réduit le taux de cholestérol et des triglycérides sanguins.
- Prévient la formation de caillots sanguins.
- Est essentiel au fonctionnement optimal du système nerveux.

Signes de déficience

Système cardio-vasculaire

Maladies cardio-vasculaires et hypercholestérolémie.

Système digestif

Dégénérescence hépatique.

Système immunitaire

Infections à répétition et maladies inflammatoires.

Système nerveux

Désordres comportementaux et difficultés de concentration.

Système reproducteur

Fausses couches et stérilité, syndrome prémenstruel.

Système squelettique

Arthrite.

Système tégumentaire
Alopécie et désordres cutanés.

Système urinaire
Dégénérescence rénale.

Général
Retard de croissance, déshydratation, ralentissement de la cicatrisation et cancer.

Signes d'excès

Maladies inflammatoires, si insuffisance d'antioxydants.

Sources alimentaires

Arachide et son huile, germe de blé et son huile, noix et son huile, fève de soja et son huile, graines de chanvre, de citrouille, de sésame, de tournesol et leur huile. Huile de bourrache, de canola, de carthame, de maïs, d'onagre, de pépins de raisin et de rose musquée du Chili.

Note : éviter la supplémentation en acides gras oméga-6 en présence de pathologies inflammatoires. Dans ces conditions, l'apport en oméga-6 proviendra uniquement de sources alimentaires.

Posologie quotidienne

Dose thérapeutique
de 500 à 1 000 mg

Dose toxique
non définie

Les dérivés de l'acide cis-linoléique

L'acide cis-linoléique sera transformé en plusieurs dérivés physiologiquement actifs, grâce à l'action de certaines enzymes, dont l'activation dépend de la présence de cofacteurs minéralo-vitaminiques (voir page 34).

L'acide gamma-linolénique (GLA)

Description

L'acide gamma-linolénique n'est pas un acide gras essentiel, puisque tel qu'illustré dans la figure page 34, le corps est normalement capable de le synthétiser à partir de l'acide cis-linoléique. Par contre, dans certaines situations pathologiques, les enzymes de transformations sont manquantes ou dénaturées, ou bien les cofacteurs activateurs de l'activité enzymatique ne sont pas disponibles. Dans de telles conditions, il devient indispensable d'aller en puiser directement dans l'alimentation ou sous forme de suppléments pour satisfaire les besoins de l'organisme.

Propriétés thérapeutiques

- Est le précurseur des prostaglandines de la première série (voir page 34).

Sources alimentaires

Huile de bourrache, huile d'onagre, lait maternel et spiruline.

Acide dihomo-gamma-linolénique (DGLA)

Description

Tout comme l'acide gamma-linolénique, l'acide dihomo-gamma-linolénique n'est pas un acide gras essentiel, puisque le corps est normalement capable de le synthétiser à partir de l'acide cis-linoléique (voir page 34).

Propriétés thérapeutiques
- Est un précurseur des prostaglandines de la première série (voir page 34).

Sources alimentaire
Lait maternel.

Acide arachidonique

Description
Tout comme les acides gamma-linolénique et dihomo-gamma-linolénique, l'acide arachidonique n'est pas un acide gras essentiel, puisque le corps est capable de le synthétiser à partir de l'acide cis-linoléique (voir page 34). Cet acide gras est nécessaire au maintien de l'homéostasie, puisqu'il intervient pour contrer des situations d'urgence (voir propriétés thérapeutiques ci-dessous). Par contre, un apport excessif nuira à la santé.

Propriétés thérapeutiques
- Est le précurseur des prostaglandines de la deuxième série (voir page 34).
- Contribue au processus inflammatoire.
- Assure la cicatrisation et la guérison des blessures.

Signes de déficience

Général
Problèmes de cicatrisation.

Signes d'excès

Maladies inflammatoires (arthrite, eczéma, psoriasis, maladies auto-immunes, etc.).

Sources alimentaires

Beurre, gras sous la peau des volailles et viandes.

Acide alpha-linolénique (oméga-3)

Description

Cet acide gras essentiel fait partie de la famille des acides gras oméga-3. Tout comme l'acide cis-linoléique, seuls les végétaux sont capables de le synthétiser. Par contre, contrairement à ce dernier, les sources alimentaires sont peu nombreuses.

Propriétés thérapeutiques

- Est le précurseur des prostaglandines de la troisième série (voir page 35).
- Améliore la fluidité de la membrane cellulaire.
- Entraîne une réduction importante du taux sérique des triglycérides.
- Réduit la coagulation et donc la viscosité sanguine.
- Réduit la pression sanguine, en amenant une dilatation des vaisseaux sanguins.
- Contribue au développement cérébral.
- Possède une activité anti-inflammatoire.
- Possède des propriétés anti-tumorales.

Signes de déficience

Système cardio-vasculaire

Maladies cardio-vasculaires, hypercholestérolémie et hypertriglycéridémie.

Système immunitaire

Maladies inflammatoires.

Système nerveux

Désordres comportementaux, mauvaise coordination, difficultés d'apprentissage, paresthésie et troubles visuels.

Général

Retard de croissance et faiblesse.

Signes d'excès
Augmentation du temps de coagulation sanguine (risque d'hémorragie) et élévation du niveau de glucose sanguin chez les diabétiques.

Sources alimentaires
Huile de canola, féve de soja et son huile, noix de coco et son huile, graines de lin et de citrouille et leur huile. Huile de rose musquée du Chili.

Posologie quotidienne

Dose thérapeutique
de 1 000 à 3 000 mg

Dose toxique
non définie

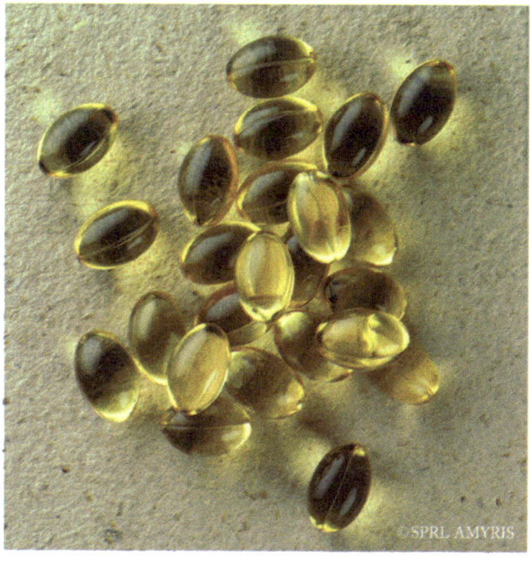

Capsules d'huile d'onagre

Les dérivés de l'acide alpha-linolénique

On les nomme huiles «superinsaturées», car leur structure chimique possède plusieurs liaisons doubles.
La faible incidence des maladies cardio-vasculaires observée chez les Inuits du Groenland est reliée à leur ingestion élevée de poissons «gras», lesquels sont d'excellentes sources d'acide éicosapentaénoïque (EPA) et d'acide docosahexaénoïque (DHA).
Ces acides gras peuvent être synthétisés dans notre organisme à partir de l'acide alpha-linolénique, bien que le processus soit lent.

Acide éicosapentaénoïque (EPA)

Description

L'acide éicosapentaénoïque n'est pas un acide gras essentiel, puisque, comme il est démontré dans la figure page 35, le corps est en mesure de le synthétiser, et cela à partir de l'acide alpha-linolénique.

Propriétés thérapeutiques

- Est le précurseur des prostaglandines de la troisième série (voir page 35).
- Empêche le cholestérol et les plaquettes de se coller aux parois artérielles, et prévient ainsi la formation de caillots sanguins.
- Abaisse le taux de cholestérol.
- Augmente le taux de HDL.
- Prévient la conversion de l'acide arachidonique en prostaglandines de la deuxième série (voir page 34).
- Possède des propriétés anti-inflammatoires.

Signes de déficience

Système cardio-vasculaire
Maladies cardio-vasculaires, hypercholestérolémie et hypertriglycéridémie.

Système immunitaire
Maladies inflammatoires.

Signes d'excès

Augmentation du temps de coagulation, hémorragie, ralentissement de la guérison des blessures.

Sources alimentaires

Anchois*, flétan*, foie de morue*, hareng*, huile de rose musquée du Chili, maquereau*, saumon*, sardine*, thon*, truite de mer*.

*Les huiles obtenues à partir de ces poissons constituent des sources concentrées d'acide éicosapentaénoïque.

Posologie quotidienne

Dose thérapeutique
de 1 000 à 3 000 mg

Dose toxique
non définie

Acide docosahexaénoïque (DHA)

Description

L'acide docosahexaénoïque n'est pas un acide gras essentiel, puisque le corps est en mesure de le synthétiser à partir de l'acide éicosapentaénoïque (voir page 35).

Propriétés thérapeutiques

- Est une substance nécessaire au développement du cerveau et de la rétine.
- Permet l'intégrité des fonctions cérébrales, dont celles de la vision et de l'audition.
- Contribue à l'activité des glandes surrénales.
- Participe à la formation des spermatozoïdes.

Acide docosahexaénoïque (DHA)

Signes de déficience

Système nerveux

Désordres comportementaux, mauvaise coordination, difficultés d'apprentissage, paresthésie et troubles visuels.

Général

Retard de croissance et faiblesse.

Signes d'excès

Aucune étude n'a révélé la présence d'effets secondaires suivant une consommation excessive de DHA.

Sources alimentaires

Anchois*, flétan*, foie de morue*, hareng*, huile de rose musquée du Chili, lait maternel, maquereau*, saumon*, sardine*, thon*, truite de mer*.

*Les huiles obtenues à partir de ces poissons constituent des sources concentrées d'acide docosapentaénoïque.

Note : puisque le fœtus et le nourrisson ne peuvent synthétiser l'acide docosahexaénoïque, l'allaitement maternel apparaît donc indispensable au développement normal des tissus nerveux. La teneur en DHA du lait maternel est proportionnelle à la consommation de la mère, laquelle devra donc consommer un minimum de 500 mg de DHA quotidiennement afin de pouvoir répondre aux besoins du bébé.

Posologie quotidienne

Dose thérapeutique

de 1 000 à 3 000 mg

Dose toxique

non définie

Les protéines et acides aminés

Caractéristiques générales

Les protéines constituent le matériau de construction par excellence de toutes les cellules du corps humain. On les retrouve dans les muscles, les enzymes, les hormones, les cellules sanguines, les anticorps, les os, la peau, etc. L'organisme ne possède pas de sites de réserves protéiques, contrairement à plusieurs vitamines et minéraux. On doit donc lui en fournir quotidiennement, puisqu'en présence d'une déficience, l'organisme hypothèquera certaines structures protéiques (ex : muscles) aux dépens d'autres pourvues de fonctions vitales (enzymes).

L'organisme fabrique plus de 100 000 protéines différentes, dont en voici leurs principales fonctions :

- Servent à construire et à réparer les tissus (muscles, peau, dents, os, etc.).
- Activent les réactions de synthèse et de dégradation à l'intérieur des cellules.
- Participent à la digestion.
- Régularisent plusieurs fonctions vitales, dont la croissance, la reproduction, le taux de glucose sanguin, la digestion, etc.
- Jouent un rôle majeur dans la défense de l'organisme contre les infections (immunité).
- Servent de transporteurs à plusieurs molécules et ions (glucose, potassium, sodium, oxygène, etc.) et ceci, à travers les membranes cellulaires et dans le sang.
- Servent de transporteurs à la plupart des nutriments, de l'intestin vers le sang.
- Participent à la coagulation du sang.
- Participent au processus de la vision.
- Aident à maintenir l'équilibre hydrique et acido-basique au sein de l'organisme.
- Permettent aux muscles de se contracter.
- Tout comme les acides gras, elles sont des molécules énergétiques.

Un gramme de protéine fournit quatre kilocalories.

Une protéine est composée de plusieurs centaines d'acides aminés. On en retrouve environ 300 variétés dans la nature, mais seulement 22 d'entre eux entrent dans la structure des protéines qui sont présentes au sein de l'organisme humain. Parmi ceux-ci, 8 ne peuvent être synthétisés par le corps humain, on les nomme acides aminés essentiels. Les autres peuvent être synthétisés par le foie, à partir des acides aminés essentiels. D'autres acides aminés, ne sont pas impliqués dans la synthèse des protéines, mais ils possèdent des fonctions physiologiques reconnues (voir la classification page suivante).

Note : lorsqu'un acide aminé est pris sous forme de supplément, afin d'enrayer un désordre physiologique, il est préférable de le prendre entre les repas, de manière à ce que ce dernier n'entre pas en compétition avec les acides aminés contenus dans les aliments, lesquels peuvent nuire à son absorption.

Classification des acides aminés

Acides aminés essentiels : Histidine, Isoleucine, Leucine, Lysine, Méthionine, Phénylalanine, Thréonine, Tryptophane, Valine.

Acides aminés non essentiels : Acide aspartique, Acide glutamique, Alanine, Arginine[1], Asparagine, Cystéine[2], Cystine, Glutamine, Glycine, Hydroxyproline, Proline, Sérine, Tyrosine.

Acides aminés dotés de fonctions physiologiques reconnues, sans lien protéique : Carnitine, Citrulline, Ornitine, Taurine.

La qualité d'une protéine dépend de la quantité d'acides aminés et de la proportion d'acides aminés essentiels disponibles après la digestion et l'absorption. Les protéines complètes, dont la structure inclut tous les acides aminés essentiels, ont la capacité de maintenir les tissus en bon état et de permettre une croissance normale. Celles-ci auront une haute valeur biologique. Les protéines d'origine animale (viandes, poissons, volailles, œuf, produits laitiers) en sont les principales représentantes. En effet, les animaux, ayant une physiologie semblable à la nôtre, fabriquent donc des protéines « semblables » aux nôtres. Seulement certains végétaux renferment des protéines complètes (riz, pomme de terre, soja, spiruline). Il est à noter que le lait maternel et l'œuf sont les aliments ayant la plus haute valeur biologique.
Nous verrons dans les pages suivantes comment chacun des acides aminés possède, de manière individuelle, des propriétés physiologiques importantes.

1. Considéré comme essentiel pour la croissance et le développement des bébés, mais non chez l'adulte.
2. Est essentiel pour la croissance des bébés prématurés.

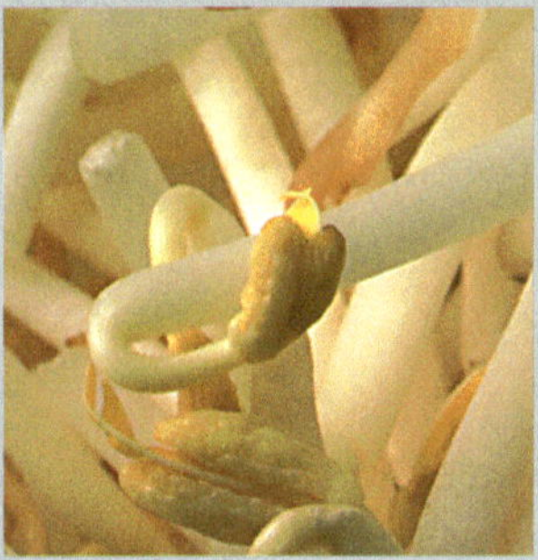

Acides aminés essentiels

Histidine, Isoleucine, Leucine, Lysine, Méthionine, Phénylalanine, Thréonine, Tryptophane, Valine.

Les acides aminés essentiels

Histidine

Description
Quoique considéré comme un acide aminé essentiel, il semble que l'histidine puisse être synthétisée à partir de l'acide glutamique ou de la biotine.

Propriétés thérapeutiques
- Participe à la croissance et à la réparation des tissus.
- Est important pour maintenir l'intégrité de la myéline qui protège les nerfs.
- Est nécessaire à la synthèse des globules rouges et des globules blancs.
- Contribue à abaisser la pression sanguine.
- Aide à éliminer les métaux lourds de l'organisme.
- Est le précurseur de l'histamine, substance impliquée dans les réactions allergiques.
- Contribue à augmenter la libido (l'histamine est nécessaire au mécanisme de l'orgasme autant chez l'homme que chez la femme).

Signes de déficience

Système cardio-vasculaire
Anémie.

Système nerveux
Surdité.

Système squelettique
Arthrite rhumatoïde.

Signes d'excès
Anxiété, schizophrénie et stress.

Histidine

Sources alimentaires

Avoine, fromages, germe de blé, porc, riz et volailles.

Posologie quotidienne

Dose thérapeutique
de 500 à 3 000 mg

Dose toxique
non établie

Isoleucine

Description

Avec la leucine et la valine, cet acide aminé essentiel fait partie de la classe des acides aminés à chaînes ramifiées. Il est très abondant dans les protéines musculaires.

Propriétés thérapeutiques

- Est nécessaire à la formation de l'hémoglobine.
- Stabilise et régule le niveau de glucose sanguin.
- Participe à la production d'énergie.
- Constitue une source d'énergie pour les muscles.
- Améliore le niveau d'endurance.

Signes de déficience

Général

Symptômes similaires à ceux observés en présence d'hypoglycémie.

Signes d'excès

Aucune étude n'a révélé la présence d'effets secondaires, suivant une consommation excessive d'isoleucine.

Sources alimentaires

Amande, foie, graines, lentilles, noix d'acajou, œuf, poissons, pois chiches, poulet, seigle, soja et viandes.

Posologie quotidienne

Dose thérapeutique

de 1 à 20 g

Dose toxique

non établie

Note : un supplément d'isoleucine doit être pris en association avec les deux autres acides aminés à chaînes ramifiées (leucine et valine).

Leucine

Description

Avec l'isoleucine et la valine, cet acide aminé essentiel fait partie de la classe des acides aminés à chaînes ramifiées. Il est abondant dans les protéines musculaires.

Propriétés thérapeutiques

- Stimule la synthèse des protéines dans les muscles.
- Constitue une source d'énergie pour les muscles.
- Stimule la libération de l'insuline, ce qui permet de réduire le niveau de glucose sanguin.
- Promouvoit le processus de guérison au niveau des os, de la peau et des muscles.
- Favorise la synthèse de l'hormone de croissance.

Signes de déficience

À ce jour, aucune étude n'a mis en évidence des signes cliniques reliés à un apport insuffisant de leucine.

Signes d'excès

Symptômes comparables à ceux observés en présence d'hypoglycémie et de pellagre.

Sources alimentaires

Blé entier, céréales entières, farine de soja, fèves, noix, riz brun et viandes.

Posologie quotidienne

Dose thérapeutique
de 1 à 20 g

Dose toxique
supérieure à 20 g

Note : un supplément de leucine doit être pris en association avec les deux autres acides aminés à chaînes ramifiées (isoleucine et valine).

Lysine

Description

Cet acide aminé est également présent en grande quantité dans les muscles. Une fois absorbée, la lysine sera transformée en plusieurs substances physiologiques avec la collaboration des vitamines B_2 et B_3.

Propriétés thérapeutiques

- Est le précurseur de la carnitine, un acide aminé n'entrant pas dans la structure protéique.
- Participe à la formation d'anticorps.
- Contribue au métabolisme des glucides.
- Favorise l'absorption des graisses.
- Est impliqué dans la formation du collagène.
- Est nécessaire à la croissance et au développement des os chez l'enfant.
- Favorise l'absorption du calcium chez l'adulte.
- Contribue à abaisser le niveau des triglycérides sériques.
- Peut aider à prévenir les problèmes de stérilité.

Signes de déficience

Système cardio-vasculaire

Anémie et rougeur oculaire.

Système digestif

Perte d'appétit.

Système nerveux

Difficultés de concentration et irritabilité.

Système tégumentaire

Chute des cheveux.

Général

Apathie, désordres enzymatiques, perte de poids et retard de croissance.

Lysine

Signes d'excès

Aucune étude n'a révélé la présence d'effets secondaires, suivant une consommation excessive de lysine.

Sources alimentaires

Crevette, dinde, fève de lima, fromage, lait, levure, œuf, pain de seigle, poissons, pomme de terre, soja, viandes rouges et volailles.

Posologie quotidienne

Dose thérapeutique
de 500 à 3 000 mg

Dose toxique
non établie

Note : un supplément de 300 à 1 200 mg par jour de lysine s'est révélé efficace pour accélérer la guérison des infections de l'herpès et pour prévenir les attaques récidivantes. Des études sur l'activité du virus dans les tissus ont montré que le rapport arginine/lysine avait un effet direct : un taux élevé d'arginine activait le virus, alors qu'un taux élevé de lysine avait une action inhibitrice sur l'activité de ce dernier.

Méthionine

Description

La méthionine est un acide aminé soufré. Les bactéries intestinales peuvent le synthétiser à partir de l'acide aspartique.

Propriétés thérapeutiques

- Est un puissant antioxydant.
- Aide à éliminer les métaux lourds de l'organisme.
- Participe à la dégradation des lipides, prévient l'accumulation de lipides dans le foie et sur les parois artérielles.
- Contribue à la santé de la peau, des cheveux et des ongles.
- Participe à la synthèse de la phosphatidylcholine (lécithine), qui joue un rôle crucial dans le maintien de la fluidité de la membrane cellulaire.
- Est important pour rendre l'acide folique disponible.
- Permet d'abaisser le taux d'histamine.
- Est le précurseur de la L-dopa et est nécessaire à la synthèse de l'enzyme S-adénosylméthionine (SAM), requis pour la conversion de la L-dopa en dopamine. La méthionine peut être rajoutée à la médication des patients en thérapie avec de la L-dopa pour en améliorer l'effet (Maladie de Parkinson).
- Est le précurseur de la cystéine et de la Taurine.
- Participe à la synthèse des neurotransmetteurs.

Signes de déficience

À ce jour, aucune étude n'a mis en évidence des signes cliniques reliés à un apport insuffisant de méthionine.

Signes d'excès

Ballonnements et gaz.

Méthionine

Sources alimentaires

Avocat, fève, fromages, germe de blé, graine de tournesol, lentille, œuf, oignon, poissons, soja, viandes, volailles et yogourt.

Posologie quotidienne

Dose thérapeutique
de 500 à 3 000 mg

Dose toxique
supérieure à 3 000 mg

Phénylalanine

Description

Cet acide aminé essentiel est en mesure de traverser la barrière hémato-encéphalique, ce qui lui confère des effets directs sur l'équilibre chimique cérébral.

Propriétés thérapeutiques

- Contribue au fonctionnement optimal du système nerveux, puisqu'il est un constituant de plusieurs substances protéiques retrouvées à ce niveau (dont plusieurs neurotransmetteurs).
- Aide à contrer les états dépressifs.
- Favorise les processus d'apprentissage et de mémorisation.
- Est le précurseur de la tyrosine, laquelle est à son tour le précurseur de plusieurs neurotransmetteurs : la L-dopa, l'adrénaline et la noradrénaline.
- Possède une action analgésique.
- Aide à réduire l'appétit et à apaiser les boulimiques.

Signes de déficience

À ce jour, aucune étude n'a mis en évidence des signes cliniques reliés à un apport insuffisant de phénylalanine.

Signes d'excès

Hyperactivité, insomnie, irritabilité et hypertension.

Phénylalanine

Sources alimentaires

Germe de blé, graines, noix, œuf, poissons, produits laitiers, soja, viandes et volailles.

Note : l'aspartame est un édulcorant fabriqué à partir de la phénylalanine et de l'acide aspartique.

Posologie quotidienne

Dose thérapeutique

de 200 à 1 000 mg

Dose toxique

supérieure à 2 000 mg

Note : les suppléments de phénylalanine sont contre-indiqués chez la femme enceinte ou allaitante, ainsi que chez les personnes souffrants de crises d'anxiété, de diabète, de phénylcétonurie, de psychose, d'hypertension artérielle, de mélanome, ainsi qu'en présence d'antidépresseurs de la famille des inhibiteurs de la mono-amine oxydase (IMAO).

Thréonine

Description
Cet acide aminé essentiel contribue à maintenir l'équilibre protéique au sein de l'organisme.

Propriétés thérapeutiques
- Est le précurseur de la glycine et de la sérine.
- Participe à la formation du collagène, de l'élastine et de l'émail des dents.
- Prévient l'accumulation de lipides dans le foie.
- Participe à la formation d'anticorps.
- Aide à contrôler les épisodes de crises chez l'épileptique.
- Participe au bon fonctionnement intestinal et à la digestion en général.

Signes de déficience
Système nerveux
Irritabilité.

Système tégumentaire
Problèmes de peau.

Général
Faiblesse.

Signes d'excès
Aucune étude n'a révélé la présence d'effets secondaires, suivant une consommation excessive de thréonine.

Sources alimentaires
Fèves, germe de blé, graines, noix, œuf, produits laitiers, viandes et volailles.

Posologie quotidienne
Dose thérapeutique
de 500 à 1 500 mg

Dose toxique
non établie

Tryptophane

Description
Cet acide aminé essentiel contribue de manière importante à la santé du système nerveux.

Propriétés thérapeutiques
- Est le précurseur de la sérotonine, un neurotransmetteur du cerveau qui a un effet calmant, anti-dépresseur et qui favorise le sommeil.
- Aide à stabiliser l'humeur.
- Contribue à réduire l'appétit.
- Stimule la libération de l'hormone de croissance.
- Permet la synthèse de la niacine.
- Réduit les besoins en glucides et élève le niveau de glucose sanguin.
- Aide à atténuer le besoin d'alcool.

Signes de déficience
Général

Arrêt de croissance.

Signes d'excès
Aucune étude n'a révélé la présence d'effets secondaires, suivant une consommation excessive de tryptophane.

Sources alimentaires
Amande, arachide, fromages, œuf, poissons, porc, riz brun, soja et viandes sauvages.

Posologie quotidienne

Dose thérapeutique

de 500 à 2 000 mg

Dose toxique

non établie

Valine

Description

Avec la leucine et l'isoleucine, cet acide aminé essentiel fait partie de la classe des acides aminés à chaînes ramifiées. Il est abondant dans les protéines musculaires.

Propriétés thérapeutiques

- Possède un effet stimulant.
- Constitue une source d'énergie pour les muscles.
- Participe à la réparation des tissus.

Signes de déficience

À ce jour, aucune étude n'a mis en évidence des signes cliniques reliés à un apport insuffisant de valine.

Signes d'excès

Sensation de fourmillement au niveau de la peau et hallucinations.

Sources alimentaires

Arachide, champignon, graines, produits laitiers, soja et viandes.

Posologie quotidienne

Dose thérapeutique

de 1 à 20 g

Dose toxique

supérieure à 20 g

Note : un supplément de valine doit être pris en association avec les deux autres acides aminés à chaînes ramifiées (isoleucine et leucine).

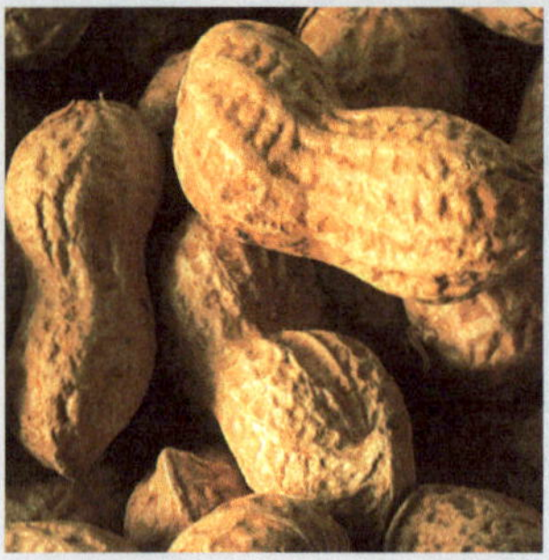

Acides aminés non essentiels

Acide aspartique, Acide glutamique, Alanine, Arginine, Asparagine, Cystéine, Cystine, Glutamine, Glycine, Hydroxyproline, Proline, Sérine, Tyrosine.

Acides aminés non-essentiels

Acide aspartique

Description
Cet acide aminé non essentiel peut être synthétisé à partir du glutamate. Il se retrouve en grande quantité dans le cerveau.

Propriétés thérapeutiques
- Constitue, avec son dérivé l'acide N-acétylaspartique, des neurotransmetteurs majeurs du cerveau.
- Est impliqué dans les cycles de production d'énergie.
- Participe à la synthèse de l'ADN, de l'ARN, des immunoglobulines et des anticorps.
- Favorise l'élimination de l'excès d'ammoniaque.
- Augmente la résistance à la fatigue.
- Améliore l'endurance.
- Constitue un excellent agent de chélation.

Signes de déficience
Système nerveux
Dépression.

Général
Fatigue chronique.

Signes d'excès
Aucune étude n'a révélé la présence d'effets secondaires, suivant une consommation excessive d'acide aspartique.

Acide aspartique

Sources alimentaires
Bœuf, germinations, produits laitiers et volailles.

Note : l'aspartame est un édulcorant fabriqué à partir de l'acide aspartique et de la phénylalanine. L'acide aspartique contribue à réduire les effets secondaires dans le sevrage de stupéfiants.

Posologie quotidienne

Dose thérapeutique
de 500 à 2 000 mg

Dose toxique
non établie

Acide glutamique

Description

Cet acide aminé essentiel est présent en grande concentration dans le cerveau et dans les sécrétions prostatiques. Il peut être synthétisé à partir de la glutamine. L'acide glutamique est aussi nommé glutamate (lorsqu'il est présent sous forme de sel).

Propriétés thérapeutiques

- Est un neurotransmetteur.
- Est le précurseur de la glutamine.
- Contribue aux fonctions prostatiques.
- Est le précurseur de la glutamine.
- Est le précurseur de l'acide gamma amino-butyrique (GABA), un neurotransmetteur cérébral.
- Participe au métabolisme des glucides et des lipides.
- Transporte le potassium au niveau cérébral.
- Contribue à la vivacité d'esprit et améliore la capacité d'attention ainsi que la mémoire.
- Peut constituer une source d'énergie pour le cerveau.
- Est nécessaire à la synthèse du glutathion (composante de plusieurs enzymes antioxydantes retrouvées à l'intérieur des cellules), avec la glycine et la cystéine.

Signes de déficience

À ce jour, aucune étude n'a mis en évidence des signes cliniques reliés à un apport insuffisant d'acide glutamique.

Signes d'excès

Maux de tête et problèmes neurologiques.

Acide glutamique

Sources alimentaires
Œuf, poissons, produits laitiers, viandes et volailles.

Posologie quotidienne

Dose thérapeutique
de 500 à 2 000 mg

Dose toxique
non établie

Note : l'acide glutamique ne devrait pas être donné en supplément chez les gens allergiques au glutamate monosodique (GMS). En effet, ce dérivé de l'acide glutamique, qui accroît la saveur des aliments, entraîne chez beaucoup d'individus des maux de tête, des étourdissements, de la faiblesse, de la somnolence, de la dépression, des nausées et des vomissements, la sécheresse de la bouche accompagnée d'une soif importante, des rougeurs au visage, une transpiration abondante, des crampes abdominales, des frissons, la sensation d'avoir trop mangé, malgré la consommation d'une faible quantité de nourriture, la sensation d'engourdissement au niveau des gencives ainsi qu'une rhinite. Cette substance est habituellement présente dans les mets chinois ; c'est pour cette raison que l'on nomme cet état « le syndrome du restaurant chinois » !

Alanine

Description
Cet acide aminé non essentiel peut être synthétisé à partir de l'acide aspartique. On le retrouve en grande concentration dans les muscles. L'alanine peut être transformée rapidement en énergie par le foie.

Propriétés thérapeutiques
- Stimule l'élévation du glucose sanguin, en provoquant la libération du glucagon, l'hormone hyperglycémiante.
- Est un neurotransmetteur.
- Est impliqué dans la production des lymphocytes.
- Promouvoit la dégradation des lithiases d'oxalate et de phosphate.
- Est présent dans les sécrétions prostatiques.

Signes de déficience
À ce jour, aucune étude n'a mis en évidence des signes cliniques reliés à un apport insuffisant d'alanine.

Signes d'excès
Aucune étude n'a révélé la présence d'effets secondaires, suivant une consommation excessive d'alanine.

Sources alimentaires
Avocat, blé, bœuf, produits laitiers, volailles et yogourt.

Posologie quotidienne
Dose thérapeutique
de 500 à 2 000 mg

Dose toxique
non établie

Arginine

Description

Cet acide aminé non essentiel peut être synthétisé à partir de l'ornithine.

Propriétés thérapeutiques

- Participe au transport, à l'entreposage et à l'excrétion de l'azote.
- Stimule les fonctions immunitaires.
- Contribue au développement du thymus.
- Est présent dans le liquide séminal.
- Participe à la réparation du tissu conjonctif et de la peau.
- Augmente le décompte des spermatozoïdes et accroît leur motilité.
- Contribue à abaisser le taux de cholestérol sanguin.
- Améliore la circulation sanguine par son action vasodilatatrice.
- Contribue à abaisser la pression artérielle.
- Stimule la sécrétion de l'hormone de croissance.
- Aide à contrer les désordres hépatiques.
- Promouvoit la croissance musculaire.
- Est impliqué au niveau du métabolisme des lipides.

Signes de déficience

Système hormonal

Difficulté à fabriquer l'insuline.

Système tégumentaire

Chute des cheveux.

Signes d'excès

Faiblesse, diarrhée, nausée et activation du virus de l'herpès.

Sources alimentaires

Amande, arachide, avoine, blé, caroube, chocolat, fèves rouges, gélatine, germe de blé, graines, maïs soufflé, noisette, noix d'acajou, noix de coco, œuf, orge, poissons, produits laitiers, raisins, riz brun, soja et viandes.

Note : les personnes porteuses du virus de l'herpès ne devraient pas utiliser de supplément d'arginine et devraient également éviter les sources alimentaires les plus riches en arginine (amande et autres noix, arachide, chocolat, graines et soja), puisque cet acide aminé promouvoit la croissance du virus.

Posologie quotidienne

Dose thérapeutique
de 500 à 6 000 mg

Dose toxique
supérieure à 20 g

Asparagine

Description

Cet acide aminé non essentiel peut être synthétisé à partir de l'acide aspartique.

Propriétés thérapeutiques

- Permet de maintenir un niveau d'équilibre au sein du système nerveux central, prévenant ainsi les états de surexcitation ou de sous-excitation.
- Contribue à la conversion des acides aminés au niveau du foie.
- Diminue le nombre de crises d'épilepsie.

Signes de déficience

À ce jour, aucune étude n'a mis en évidence des signes cliniques reliés à un apport insuffisant d'asparagine.

Signes d'excès

Aucune étude n'a révélé la présence d'effets secondaires, suivant une consommation excessive d'asparagine.

Sources alimentaires

Germe de blé, œuf, produits laitiers, viandes (surtout le porc) et volailles.

Posologie quotidienne

Dose thérapeutique
de 400 à 1 500 mg

Dose toxique
non établie

Cystéine

Description

C'est l'acide aminé non essentiel le plus fréquemment déficitaire au sein de l'organisme, car il est très en demande. Cet acide aminé soufré est synthétisé à partir de la méthionine.

Propriétés thérapeutiques

- Est important dans la production d'hormones.
- Constitue un puissant agent de chélation pour les métaux toxiques.
- Participe à la synthèse des acides gras.
- Est nécessaire pour la formation de la peau, des ongles et des cheveux.
- Est nécessaire à la synthèse du glutathion (composante de plusieurs enzymes antioxydantes retrouvées à l'intérieur des cellules) avec la glycine et l'acide glutamique.
- Est le précurseur de la cystine et de la Taurine.
- Aide à prévenir la chute des cheveux.
- Aide à réparer l'ADN.

Signes de déficience

Système digestif

Dommage au foie.

Système musculaire

Fonte musculaire.

Système tégumentaire

Mauvaise pigmentation au niveau des cheveux et lésions cutanées.

Général

Retard de croissance, apathie, fatigue, œdème, perte de masse adipeuse.

Signes d'excès

Aucune étude n'a révélé la présence d'effets secondaires, suivant une consommation excessive de cystéine.

Cystéine

Sources alimentaires

Ail, brocoli, chou de Bruxelles, fèves, fromages, fruits de mer, germe de blé, graines, levure de bière, noix, œuf, oignons, poissons, produits laitiers, soja, son de riz brun et viandes.

Note : l'alimentation des bébés prématurés doit contenir des quantités suffisantes de cystéine, parce que le foie foetal est incapable de transformer la méthionine en cystéine.

Posologie quotidienne

Dose thérapeutique
de 500 à 3 000 mg

Dose toxique
non établie

Note : les gens atteints de diabète devraient éviter les suppléments de cystéine, car cet acide aminé peut inactiver l'insuline.

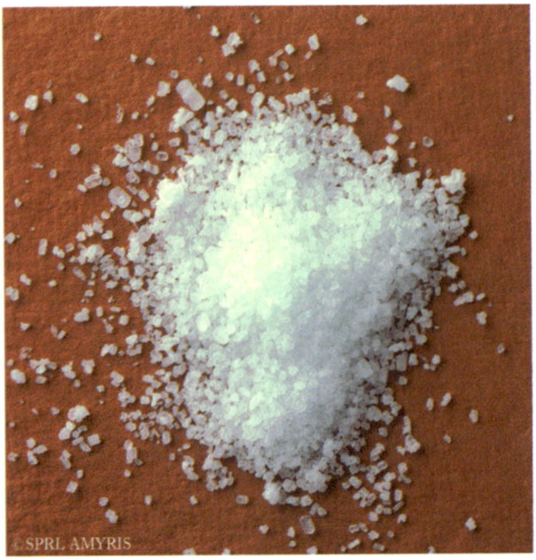

Cystéine

Cystine

Description

La cystine est également un acide aminé soufré. Chaque molécule de cystine est formée de deux molécules de cystéine.

Propriétés thérapeutiques

- Est un constituant important de la kératine, une protéine retrouvée dans la structure des ongles, des cheveux et des cellules superficielles de la peau.
- Participe à la détoxication.
- Est nécessaire à la guérison des brûlures et des blessures.
- Stimule le système immunitaire.
- Protège la vitamine C contre l'oxydation.

Signes de déficience

À ce jour, aucune étude n'a mis en évidence des signes cliniques reliés à un apport insuffisant de cystine.

Signes d'excès

Aucune étude n'a révélé la présence d'effets secondaires, suivant une consommation excessive de cystine.

Sources alimentaires

Ail, brocoli, chou de Bruxelles, fèves, fromages, fruits de mer, germe de blé, graines, levure de bière, noix, œuf, oignons, poissons, produits laitiers, soja, son de riz brun et viandes.

Posologie quotidienne

Dose thérapeutique
de 500 à 2 000 mg

Dose toxique
non établie

Note : les gens atteints de diabète devraient éviter les suppléments de cystine, car la cystéine peut inactiver l'insuline.

Glutamine

Description

La glutamine est l'acide aminé le plus abondant dans l'organisme. On le retrouve en grande concentration dans les muscles. Il peut être synthétisé à partir de l'acide glutamique.

Propriétés thérapeutiques

- Peut être converti en acide glutamique dans le cerveau.
- Constitue une excellente source d'énergie pour les entérocytes et les lymphocytes.
- Favorise la cicatrisation des ulcères.
- Peut également être utilisé comme source d'énergie par le cerveau.
- Favorise la mise en réserve du glycogène.
- Participe à l'équilibre acido-basique.
- Participe à la croissance et à la réparation du tissu musculaire.
- Améliore les fonctions mentales.
- Contribue à diminuer les rages de sucres et d'alcool.

Signes de déficience

À ce jour, aucune étude n'a mis en évidence des signes cliniques reliés à un apport insuffisant de glutamine.

Signe d'excès

Désordre au niveau de l'équilibre acido-basique.

Sources alimentaires

Épinard cru, fèves, persil cru, poissons, produits laitiers et viandes.

Note : l'utilisation de cet acide aminé est contre-indiquée en présence de cirrhose du foie et de problèmes rénaux.

Posologie quotidienne

Dose thérapeutique

de 500 à 5 000 mg

Dose toxique

supérieure à 20 g

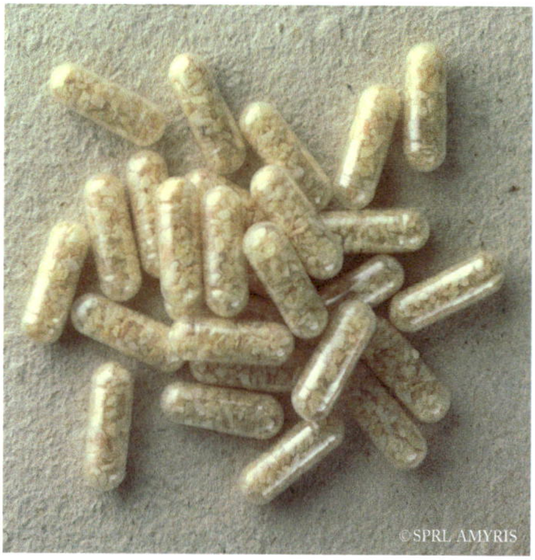

Capsules d'ail p. 201

Glycine

Description

Cet acide aminé non essentiel porte le nom de glycine, parce que son goût rappelle celui du sucre ! La glycine est synthétisée à partir de la sérine et de la thréonine.

Propriétés thérapeutiques

- Participe à la croissance musculaire.
- Est requis pour la synthèse de la créatine.
- Possède une action calmante sur les neurones.
- Est requis pour la synthèse de l'ADN et de l'ARN.
- Entre dans la composition du facteur de tolérance au glucose.
- Favorise la mise en réserve du glucose sous forme de glycogène.
- Contribue à abaisser les taux de triglycérides et de cholestérol sanguins.
- Possède des propriétés cicatrisantes.
- Participe à la détoxication hépatique.
- Améliore le rendement énergétique.
- Est présent dans les sécrétions prostatiques.
- Est nécessaire à la synthèse du glutathion (composante de plusieurs enzymes antioxydantes retrouvées à l'intérieur des cellules) avec l'acide glutamique et la cystéine.

Signes de déficience

Système hormonal

Dysfonctionnement de l'hypophyse et hypoglycémie.

Système musculaire

Dystrophie musculaire.

Système nerveux

Sclérose en plaques.

Signe d'excès

Fatigue.

Sources alimentaires

Fèves, poissons, produits laitiers et viandes.

Posologie quotidienne

Dose thérapeutique

de 500 à 2 000 mg

Dose toxique

non établie

Hydroxyproline

Description

Cet acide aminé non essentiel est synthétisé à partir de la proline au sein de l'organisme. Le collagène, qui forme 25 à 30 % des protéines du corps, est le principal réservoir de proline et d'hydroxyproline.

Propriétés thérapeutiques

- Est un des précurseurs de la proline.
- Est un constituant de la structure du collagène.
- Contribue à la guérison des blessures.

Signes de déficience

À ce jour, aucune étude n'a mis en évidence des signes cliniques reliés à un apport insuffisant d'hydroxyproline.

Signes d'excès

Aucune étude n'a révélé la présence d'effets secondaires, suivant une consommation excessive d'hydroxyproline.

Sources alimentaires

Fèves, grains entiers, œuf, poissons, produits laitiers, viandes et volailles.

Posologie quotidienne

Dose thérapeutique
de 500 à 3 000 mg

Dose toxique
non établie

Proline

Description

Cet acide aminé non essentiel peut être synthétisé à partir de l'ornithine, de l'acide glutamique, ainsi qu'à partir de l'hydroxyproline au sein de l'organisme. Le collagène, qui forme 25 à 30 % des protéines du corps, est le principal réservoir de proline et d'hydroxyproline.

Propriétés thérapeutiques

- Est le précurseur de l'hydroxyproline.
- Entre dans la synthèse du collagène, ce qui lui confère un rôle fondamental dans le maintien de l'intégrité des tissus conjonctifs.
- Est donc nécessaire à la santé de la peau, des articulations et des tendons.
- Tonifie le muscle cardiaque.
- Contribue à la guérison des blessures.

Signes de déficience

Système cardio-vasculaire

Fragilité des vaisseaux sanguins et faiblesse cardiaque.

Système osseux

Désordres articulaires.

Système tégumentaire

Fragilité de la peau.

Signes d'excès

Aucune étude n'a révélé la présence d'effets secondaires, suivant une consommation excessive de proline.

Sources alimentaires

Blé, germe de blé, œuf, poissons, produits laitiers, viandes et volailles.

Posologie quotidienne

Dose thérapeutique

de 500 à 3 000 mg

Dose toxique

non établie

Sérine

Description
Cet acide aminé non essentiel est synthétisé à partir de la glycine au sein de l'organisme.

Propriétés thérapeutiques
- Est nécessaire au métabolisme des acides gras.
- Contribue à la croissance musculaire.
- Favorise un bon équilibre au niveau du système immunitaire.
- Entre dans la composition des protéines cérébrales et de la gaine de myéline.
- Participe à la synthèse de la créatine.
- Participe à la production des immunoglobulines et des anticorps.
- La phosphatidylsérine est un important constituant des phospholipides de la membrane cellulaire.

Signes de déficience
À ce jour, aucune étude n'a mis en évidence des signes cliniques reliés à un apport insuffisant de sérine.

Signe d'excès
Faiblesse immunitaire.

Sources alimentaires
Arachide, blé, produits laitiers, soja et viandes.

Posologie quotidienne
Dose thérapeutique
de 500 à 3 000 mg

Dose toxique
non établie

Tyrosine

Description

Cet acide aminé non essentiel est synthétisé à partir de la phénylalanine au sein de l'organisme. C'est un élément important pour l'équilibre des systèmes nerveux et hormonal.

Propriétés thérapeutiques

- Est le précurseur de plusieurs neurotransmetteurs (dopamine, noradrénaline, adrénaline et L-dopa).
- Constitue un régulateur de l'humeur.
- Aide à réduire l'appétit.
- Favorise la perte de poids.
- Participe à la production de la mélanine, laquelle est responsable de la coloration de la peau et des cheveux.
- Est le précurseur des hormones thyroïdiennes et des enképhalines (analgésiques du cerveau).
- Offre un rôle de support au corps face aux situations de stress.
- Normalise la pression artérielle.
- Améliore les fonctions mentales.

Signes de déficience

Système cardio-vasculaire

Hypotension.

Système hormonal

Débalancement de la glycémie et hypothyroïdie.

Système nerveux

Anxiété, apathie, dépression, somnolence, difficulté de concentration et vulnérabilité face au stress.

Système tégumentaire

Lésions cutanées et perte de pigmentation de la peau et des cheveux.

Tyrosine

Général
Baisse de la température corporelle, faiblesse, fatigue, œdème et retard de croissance.

Signes d'excès
Hypertension, hypotension et maux de tête.

Sources alimentaires
Amande, avocat, banane, fève de lima, germe de blé, graines de citrouille, graines de sésame, produits laitiers, soja et viandes.

Posologie quotidienne

Dose thérapeutique
de 500 à 2 000 mg

Dose toxique
non établie

Note : elle est contre-indiquée en présence de psychose et de maniaco-dépression (sauf dans la phase dépressive). De plus, les personnes qui prennent des antidépresseurs de la famille des inhibiteurs de la monoamine oxydase (IMAO) doivent limiter la consommation d'aliments riches en tyrosine, ainsi que les suppléments qui en contiennent.

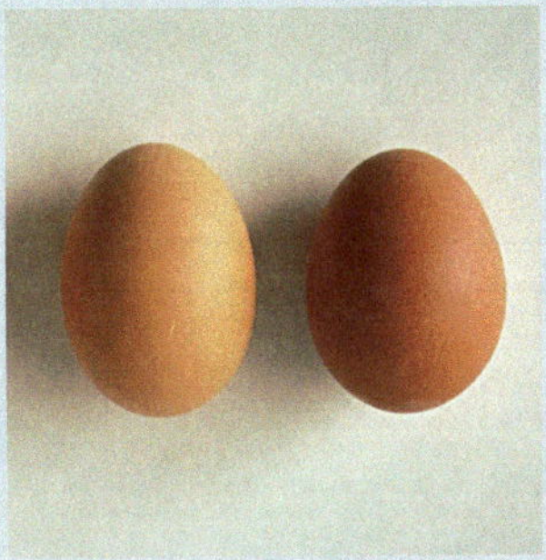

Acides aminés dotés de fonctions physiologiques reconnues, sans lien protéique

Carnitine, Citrulline,
Ornitine, Taurine, Théanine.

Acides aminés dotés de fonctions physiologiques reconnues, sans lien protéique

Carnitine

Description

Cet acide aminé est synthétisé dans l'organisme à partir de la lysine et de la méthionine. La carnitine se retrouve en grande concentration dans le cœur ainsi que dans les spermatozoïdes.

Propriétés thérapeutiques

- Tonifie le muscle cardiaque.
- Améliore l'endurance et les performances à l'effort.
- Transporte les acides gras à longues chaînes à l'intérieur des cellules où ils serviront de source d'énergie. Plus il y a de carnitine, plus rapidement les graisses sont brûlées.
- Favorise la perte de poids.
- Contribue à abaisser les taux de cholestérol et de triglycérides sanguins.
- Améliore la motilité des spermatozoïdes.
- Est impliqué dans le métabolisme des prostaglandines au niveau des muscles.
- Stimule l'activité antioxydante des vitamines C et E.

Signes de déficience

Système cardio-vasculaire

Angine et problèmes cardiaques.

Système musculaire

Faiblesse musculaire.

Système reproducteur

Infertilité masculine.

Signes d'excès

Aucune étude n'a révélé la présence d'effets secondaires, suivant une consommation excessive de carnitine.

Sources alimentaires
Produits laitiers et viandes rouges. Le lait maternel et le colostrum sont aussi très riches en carnitine.

Posologie quotidienne

Dose thérapeutique
de 500 à 6 000 mg

Dose toxique
non établie

Citrulline

Description
Cet acide aminé est synthétisé à partir de l'ornithine au sein de l'organisme. On le retrouve principalement au niveau du foie.

Propriétés thérapeutiques
- Participe à la production d'énergie.
- Est le précurseur de l'arginine.
- Stimule le système immunitaire.
- Aide à éliminer l'ammoniaque, un déchet métabolique.

Signes de déficience

Général
Fatigue.

Signes d'excès
Aucune étude n'a révélé la présence d'effets secondaires, suivant une consommation excessive de citrulline.

Sources alimentaires
Cantaloup, concombre et melon d'eau.

Posologie quotidienne

Dose thérapeutique
de 500 à 3 000 mg

Dose toxique
non établie

Ornithine

Description
Cet acide aminé est synthétisé à partir de l'arginine au sein de l'organisme.

Propriétés thérapeutiques
- Stimule la production de l'hormone de croissance.
- Est le précurseur de la citrulline, de la proline et de l'acide glutamique.
- Aide à métaboliser l'excès de lipides corporels, lorsque combiné à l'arginine et à la carnitine.
- Est nécessaire aux fonctions hépatiques ainsi qu'à celles du système immunitaire.
- Favorise l'élimination de l'ammoniaque, un déchet métabolique.
- Promouvoit le processus de guérison des tissus.

Signes de déficience
À ce jour, aucune étude n'a mis en évidence des signes cliniques reliés à un apport insuffisant d'ornithine.

Signes d'excès
Désordres gastro-intestinaux.

Sources alimentaires
Œuf, poissons, produits laitiers et viandes.

Posologie quotidienne

Dose thérapeutique
de 500 à 3 000 mg

Dose toxique
supérieure à 10 g

Note : un supplément d'ornithine n'est pas recommandé chez la femme enceinte et allaitante, les enfants, ou les gens atteints de schizophrénie.

Taurine

Description

La taurine est un des acides aminés libres les plus abondants retrouvés au sein de l'organisme. Cet acide aminé est depuis longtemps considéré comme non-essentiel. Par contre, les recherches récentes tendent à contredire cette position, particulièrement due à son rôle majeur au niveau cérébral et hépatique.

La taurine peut être synthétisée dans l'organisme à partir de la cystéine. Les enfants prématurés n'ont guère la capacité de produire la taurine et dépendent donc de l'apport exogène (à partir du lait maternel).

On retrouve des concentrations élevées de taurine dans le cœur, dans les globules blancs, dans les muscles squelettiques et dans le système nerveux central.

Propriétés thérapeutiques

- Est un constituant et un protecteur des membranes cellulaires.
- Stimule l'activité du système immunitaire.
- Participe au processus de détoxication.
- Est un constituant de la bile et ainsi, aide à prévenir la formation des lithiases biliaires.
- Agit comme neurotransmetteur au niveau cérébral.
- Est nécessaire au développement cérébral.
- Aide à régulariser l'activité du système nerveux.
- Contribue à la contractilité du cœur et empêche la chute du taux de potassium au sein du muscle cardiaque.
- Possède une action anticonvulsivante puissante et durable.
- Aide à réduire le niveau de cholestérol sanguin et ainsi, aide à prévenir l'athérosclérose.

Note : les nouveaux-nés sont souvent atteints d'une jaunisse causée par l'augmentation de la bilirubine reliée au stress de la naissance, et par un foie et une vésicule biliaire non entièrement fonctionnels. La taurine, présente en concentration élevée dans le lait maternel lors des premiers jours suivant l'accouchement, stimule l'excrétion de la bilirubine et est donc nécessaire pour contrer la jaunisse.

Signes de déficience

Système nerveux

Anxiété, épilepsie, hyperactivité et congestion cérébrale.

Sytème cardio-vasculaire

Hypertension.

Signes d'excès

Aucune étude n'a révélé la présence d'effets secondaires, suivant une consommation excessive de taurine.

Sources alimentaires

Algues, fruits de mer, œuf, poissons, produits laitiers et viandes.
Le lait maternel est également très riche en taurine.

Note : les végétaliens sont susceptibles de développer une déficience en taurine, puisque les principales sources alimentaires sont d'origine animale.

Posologie quotidienne

Dose thérapeutique

de 500 à 5 000 mg

Dose toxique

non établie

Théanine

Description

La théanine est un acide aminé isolé et identifié pour la première fois par un scientifique japonais en 1949. Elle est le principal acide aminé de la feuille de thé vert et est responsable de son goût légèrement sucré. Les études animales ont démontré que la théanine est absorbée au niveau de l'intestin grêle par transport actif. L'absorption maximale apparaît entre 0,5 et 2 heures après son ingestion et elle est métabolisée par les reins. Cet acide aminé peut traverser la barrière hémato-encéphalique et engendrer un effet direct sur le système nerveux central.

Propriétés thérapeutiques

- Favorise l'augmentation de la production de trois neurotransmetteurs (dopamine, sérotonine et GABA) au niveau cérébral.
- Favorise la production des ondes cérébrales alpha.
- Contribue à indure un état de relaxation.
- Favorise la sensation de bien-être.
- Est un modulateur de l'humeur.
- Possède une action anxiolytique.
- Possède un effet anti-hypertenseur.
- Réduit le stress physiologique et psychologique.

Signes de déficience

À ce jour, aucune étude n'a mis en évidence des signes cliniques reliés à un apport insuffisant de théanine.

Signes d'excès

Aucune étude n'a révélé la présence d'effets secondaires, suivant une consommation excessive de théanine.

Sources alimentaires

Thé vert, certaines espèces de champignons.

Posologie quotidienne

Dose thérapeutique
de 50 à 800 mg

Dose toxique
non établie

Les suppléments d'acides aminés

Les acides aminés peuvent être employés, soit sous la forme libre, soit sous la forme de protéines complexes. Il est difficile de trouver des suppléments d'acides aminés unitaires. Ils se présentent plutôt sous formes multiples, de façon à ne pas débalancer l'équilibre entre chacun d'entre eux à l'intérieur de l'organisme. Ce que l'on retrouvera, plutôt, c'est une base d'acides aminés, dans laquelle il y a une concentration plus élevée d'un acide aminé en particulier par rapport aux autres.

La majorité des acides aminés peut apparaître sous deux formes : dextrogyre (D-) et lévogyre (L-). La forme lévogyre (L-) est identique à celle retrouvée dans la nature. On peut donc considérer qu'elle est plus compatible avec la biochimie humaine. La phénylalanine fait exception à cette règle, celle-ci se présente dans la nature sous les deux formes. La forme DL-phénylalanine est une forme synthétique.

Les enzymes digestives

Caractéristiques générales

Les enzymes sont des substances protéiques présentes dans toutes les cellules vivantes, où elles participent à de nombreuses réactions physiologiques nécessaires à la vie. Il existe 5 000 enzymes différentes au sein de l'organisme humain.

Il semble que la génétique nous fournisse un «potentiel» enzymatique, ce qui signifie que la capacité, qu'a chaque organisme vivant de fabriquer des enzymes, est limitée et épuisable.

Certaines agissent, par exemple, au niveau cardio-vasculaire; d'autres dans les mécanismes reliés à la croissance et à la reproduction. Et il y en a plusieurs autres, qui sont nécessaires à la digestion.

Les enzymes digestives

Description

Les organes impliqués dans le processus de la digestion contiennent majoritairement des enzymes digestives. Celles-ci, combinées à la mastication et aux mouvements de la musculature gastro-intestinale, auront pour fonction de séparer les grosses particules alimentaires en nutriments absorbables par l'organisme (acides aminés, sucres simples, acides gras, vitamines, minéraux et eau).

Propriétés thérapeutiques

Observons, de manière spécifique, ce qui se produit, au cours de chacune des étapes de la digestion.

Digestion buccale

La salive est produite par trois paires de glandes salivaires : parotides, sublinguales et sous-maxilaires (voir page 33). Ces petites glandes fabriquent de 1 000 à 1 500 ml de salive par jour.

Composantes digestives salivaires

Salive (amylase salivaire ou ptyaline)

- Amorce la digestion des glucides complexes (amidon) en les séparant en particules glucidiques plus petites.

Digestion gastrique

Les glandes gastriques produisent de 3 à 4,5 litres de sécrétions par jour.

Composantes digestives gastriques

Acide chlorhydrique (HCl)

- Crée un milieu très acide (le pH de l'estomac est inférieur à 2 durant la digestion).
- Facilite la digestion des protéines.
- Participe légèrement à la digestion des glucides.
- Constitue une barrière immunitaire : la majorité des agents pathogènes ne réusssissent pas à survivre à ce degré d'acidité.

- Favorise l'absorption de certains minéraux, dont le fer.

Pepsine

- Amorce la digestion des protéines.

Rennine

- Amorce la digestion du lait.

Digestion intestinale (intestin grêle)

L'intestin grêle constitue la partie la plus importante du système digestif sur le plan de la digestion et de l'absorption. Les enzymes digestives, ainsi que les autres substances digestives qui s'y trouvent, ont la capacité de séparer les grosses particules alimentaires en petites particules, lesquelles pourront franchir la muqueuse intestinale. Le pancréas produit de 1 200 à 1 500 ml de suc pancréatique par jour. Le foie, de son côté, fournit jusqu'à 1 litre de bile par jour. Les glandes intestinales, de leur côté, sécrètent normalement de 1 à 2 litres de suc intestinal par jour.

Composantes digestives intestinales

Suc pancréatique

- Contient une dizaine d'enzymes agissant sur les glucides, les lipides et les protéines (amylase pancréatique, saccharidases, lipase pancréatique, protéase pancréatique, trypsine et chymotrypsine).
- Favorise la fixation de la vitamine B_{12} et de son facteur intrinsèque sur la muqueuse intestinale.

Bile

- Émulsifie les lipides, afin de permettre leur digestion adéquate.
- Active l'enzyme lipase.
- Renforce le péristaltisme intestinal.
- Facilite l'absorption du calcium.
- Contribue à maintenir une flore intestinale saine.

Suc intestinal

- Contient plusieurs enzymes, qui finaliseront la digestion des glucides, des lipides et des polypeptides (maltase, sucrase, lactase et tri-peptidase), et ainsi mettront, à la disposition de la muqueuse intestinale, une panoplie de nutriments, complètement digérés.

Digestion côlonique (côlon)

Très peu de nutriments arriveront au niveau du côlon. Ceux-ci auront été absorbés au niveau de la muqueuse de l'intestin grêle. Les quelques éléments nutritifs qui s'y retrouveront seront dégradés par les enzymes élaborées par les bactéries amicales de la flore intestinale du côlon.

Composantes digestives côloniques

Flore intestinale

- Permet de digérer certaines fibres alimentaires.

Les substances alimentaires, bien digérées et donc transformées en leur plus simple expression, pourront passer la barrière intestinale et ainsi être acheminées aux cellules de l'organisme via la circulation sanguine, sans toutefois causer de problèmes (voir page 33).

Il arrive que la production d'enzymes digestives par les organes appropriés soit réduite, à cause d'une mauvaise alimentation, de la maladie, du stress ou du vieillissement. Dans de telles conditions, une aide enzymatique de source exogène, sous forme de suppléments, sera nécessaire, afin de prévenir la malnutrition (résultant d'un processus digestif incomplet menant à une mauvaise absorption des nutriments), et de nombreux problèmes de santé qui en découlent subséquemment.

Les choix alimentaires contribuent grandement à la qualité du processus de digestion, puisque certains aliments constituent d'excellentes sources enzymatiques potentielles. En effet, les fruits et les légumes frais, crus et de culture biologique (ainsi que leurs jus fraîchement confectionnés), de même que les germinations en sont très riches. L'incorporation de ces aliments au menu collaborera au travail enzymatique de l'organisme. Par contre, il en est autrement pour les aliments transformés. Le fait de cuire, voire surcuire la nourriture, détruit ces enzymes. Il en est de même pour les méthodes de conservation alimentaire, telles que le séchage commercial (à chaud) des aliments, la sulfuration, qui prévient la maturation des aliments, la mise en conserve, le surgelé (où on fait blanchir préalablement les aliments avant de les congeler), l'irradiation des aliments, les additifs alimentaires, les agents de conservation, les colorants alimentaires synthétiques, les saveurs artificielles, le glutamate monosodique et les pesticides.

Signes de déficience

Système cardio-vasculaire
Anémie.

Système digestif
Éructations fréquentes, lenteur digestive, mauvaise digestion et absorption des nutriments, constipation, diarrhée, gaz, flatulences, ballonnements, dysbiose intestinale, putréfaction intestinale, syndrome du côlon irritable, colite ulcéreuse, maladie de Crohn et cancer.

Système immunitaire
Allergies alimentaires et maladies auto-immunes.

Système squelettique
Ostéoporose.

Général
Fatigue.

Signes d'excès

Diarrhée, nausée et rougeurs cutanées.

Posologie quotidienne

Les enzymes digestives disponibles sur le marché proviennent de différentes sources naturelles. Elles peuvent être obtenues à partir de sources animales (pancréas, foie ou estomac de porc ou de bovin), de sources végétales (ananas (broméline), papaye (papaïne) et figue (ficine)) et de fermentations microbiennes (à partir de bactéries, de levures ou de champignons).

Les enzymes digestives

Dans cet ouvrage, seuls les complexes enzymatiques d'origine animale, incluant des protéases, des amylases et des lipases, habituellement nommés « pancréatine » seront recommandés, puisqu'ils interviennent de manière générale au niveau digestif, c'est-à-dire afin de venir en aide à la digestion des glucides, des lipides et des protéines.

Dose thérapeutique
300 mg de pancréatine à chaque repas ou suivre la posologie du fabriquant

Dose toxique
non établie

Note : en présence d'irritation ou d'ulcération de la muqueuse digestive, choisir une forme sans acide chlorhydrique (HCl) et sans protéase, afin d'éviter l'auto-digestion des muqueuses.

Les suppléments enzymatiques seront pris, immédiatement avant le repas, durant le repas ou immédiatement après le repas, afin de favoriser une meilleure digestion.

Sources alimentaires

Choucroute, fruits et légumes frais, crus et biologiques, germinations, kéfir, miso, sauce tamari et yogourt nature biologique.

Note : les suppléments d'enzymes peuvent être utilisés à une autre fin que celle d'améliorer le travail de digestion. En effet, lorsqu'ils seront ingérés entre les repas, certains d'entre eux auront des propriétés anti-inflammatoire, anti-tumorale, anti-coagulante, etc. Cette voie d'utilisation, nommée « thérapie enzymatique systémique » n'est pas traitée dans ce présent ouvrage. Cette nouvelle approche est actuellement très populaire aux États-Unis.

Les probiotiques

Caractéristiques générales

On retrouve à l'intérieur du tube gastro-intestinal environ 10 milliards de bactéries, regroupant plus de 400 espèces différentes. Les probiotiques regroupent l'ensemble des micro-organismes bactériens bénéfiques retrouvés au sein du tube digestif, lesquels limitent la prolifération de micro-organismes pathogènes par compétition exclusive.

Les probiotiques regroupent plusieurs micro-organismes faisant partie de la famille des lactobacilles dont en voici les principaux : *Lactobacillus acidophilus, Lactobacillus bifidus, Lactobacillus casei, Lactobacillus fermentum, Lactobacillus plantarum, Lactobacillus salivaroes et Lactobacillus bulgaricus*. La bactérie *Lactobacillus acidophillus* occupe à elle seule 85 % de l'espace gastro-intestinal, mais les concentrations les plus importantes se situent dans l'intestin grêle. Le micro-organisme *Bifidobactérium bifidum* est aussi une bactérie prédominante de la flore intestinale amicale. Cette dernière réside, par contre, dans le gros intestin (voir page 33).

Il est à noter que la lumière vaginale renferme elle aussi une flore bactérienne, laquelle a également comme objectif de prévenir la croissance de micro-organismes pathogènes. Cette flore est composée en grande partie du micro-organisme *Lactobacillus acidophilus*.

Les probiotiques

Description

Les probiotiques sont des micro-organismes qui composent la flore intestinale et la flore vaginale. Ces derniers participent à de nombreuses fonctions physiologiques et ils sont donc nécessaires au maintien de l'homéostasie.

Propriétés thérapeutiques

- Participent à la digestion et préviennent la constipation et les flatulences.
- Améliorent l'absorption des nutriments.
- Élaborent plusieurs vitamines du groupe B (B_1, B_6, B_{12}, biotine, acide folique) ainsi que la vitamine K.
- Possèdent une action immuno-stimulante.
- Améliorent la résistance aux infections.
- Inhibent la croissance (et la production de toxines) de plusieurs micro-organismes pathogènes alimentaires dangereux.
- Décomposent les substances cancérigènes présentes dans l'intestin.
- Suppriment la croissance d'organismes non désirables au niveau intestinal (ex : la levure *Candida albicans*).
- Transforment les glucides non absorbés ainsi que les fibres alimentaires en divers acides gras à chaînes courtes, lesquels deviennent une source d'énergie importante pour les cellules de la muqueuse du côlon.
- Possèdent des propriétés antifongiques.
- Aident à réduire les niveaux de cholestérol et de triglycérides sanguins.
- Synthétisent la lactase, l'enzyme nécessaire à la digestion du lactose dans les produits laitiers.
- Peuvent aider au traitement de l'acné et autres troubles cutanés.

Signes de déficience

Système digestif

Ballonnement, candidose, colite ulcéreuse, constipation, diarrhée, gaz, infections au niveau du tube digestif, malabsorption des nutriments et cancer du tube digestif.

Système immunitaire
Faiblesse immunitaire.

Système reproducteur
Infections vaginales.

Système urinaire
Cystites à répétition.

Note : une altération de la flore intestinale produite, soit par une déficience en bactéries amicales ou soit par une surproduction de bactéries pathogènes par rapport à la flore amicale, est nommée dysbiose.

Signes d'excès

Aucune étude n'a révélé la présence d'effets secondaires, suivant une consommation excessive de probiotiques.

Source alimentaire

Yogourt nature.

Posologie quotidienne

Dose thérapeutique
un minimum de 5 milliards de bactéries lactiques

Dose toxique
non établie

Note : il est important de choisir un supplément de bactéries lactiques qui a été gardé au réfrigérateur et dont la date d'expiration est éloignée, puisque les probiotiques sont sensibles à la chaleur et que le nombre de batéries lactiques vivantes décroît rapidement avec le temps. De plus, ce supplément devra être gardé au réfrigérateur à la maison, afin qu'il maintienne son efficacité. Pour un effet thérapeutique optimal, favoriser un supplément probiotique « multi-souches » lequel regroupe des bactéries lactiques de souches et d'espèces variés.

Les prébiotiques

Caractéristiques générales

Les prébiotiques sont des glucides alimentaires spécifiques, également nommés fructooligosaccharides (FOS). Ces derniers ne peuvent être digérés par les enzymes digestives, libérées au niveau intestinal, et donc ne peuvent pas être absorbés au niveau de la muqueuse intestinale. Par contre, les prébiotiques deviennent une nourriture de choix pour les bactéries de la flore intestinale amicale, spécialement pour les *Bifidobactérium bifidum*, présents au niveau du gros intestin.

Les prébiotiques

Description

Glucides alimentaires non digestibles, servant de source nutritionnelle pour les micro-organismes de la flore intestinale.

Propriétés thérapeutiques

- Favorisent la croissance de la flore intestinale amicale au niveau du gros intestin.
- Aident à réduire les niveaux de cholestérol et de triglycérides sanguins.
- Augmentent l'absorption du calcium au niveau intestinal.
- Aident à contrer les diarrhées.
- Préviennent la croissance de bactéries pathogènes au niveau du gros intestin.
- Accroissent le péristaltisme intestinal.
- Favorisent l'élimination des toxines.
- Accélèrent le renouvellement des cellules de la muqueuse intestinale.

Signes de déficience

Constipation ou diarrhée chroniques.

Signe d'excès

Flatulences.

Sources alimentaires

Ail, banane, blé, bleuet, fèves, miel, oignon, orge, seigle, tomate et topinambour.

Posologie quotidienne

Dose thérapeutique
de 500 mg à 10 g

Dose toxique
supérieure à 20 g

Les autres nutriments

Caractéristiques générales

Certains facteurs nutritionnels retrouvés dans la nature participent aux fonctions physiologiques de l'organisme ou y agissent en tant qu'élément structural. Toutefois, ils ne possèdent pas toutes les caractéristiques nécessaires, leur permettant d'être intégrés dans les catégories de nutriments présentées dans les chapitres précédents.

Les autres nutriments

5-Hydroxy L-Tryptophane (5-HTP)

Description
Cette substance est créée naturellement au sein de l'organisme et ceci à partir de l'acide aminé tryptophane.

Propriétés thérapeutiques
- Est utilisé par l'organisme pour synthétiser la sérotonine, laquelle est un neurotransmetteur.
- Augmente les niveaux d'endorphines et ainsi aide à réduire les douleurs.
- Contribue à réduire la dépression légère et l'insomnie.
- Favorise la perte de poids en supprimant l'appétit.

Signes de déficience
À ce jour, aucune étude n'a mis en évidence des signes cliniques reliés à un apport insuffisant de 5-HTP.

Signes d'excès
Aucune étude n'a révélé la présence d'effets secondaires, suivant une consommation excessive de 5-HTP.

Sources alimentaires
N'apparaît pas en quantité significative dans l'alimentation. Le 5-HTP présent dans les suppléments est extrait des graines d'une plante africaine nommée *Griffonia simplicifolia*.

Posologie quotidienne

Dose thérapeutique
de 300 à 900 mg

Dose toxique
non établie

Note : ce supplément ne doit pas être pris en même temps que des médicaments antidépresseurs. De plus, il ne doit pas non plus être pris simultanément avec le millepertuis. Enfin, il est contre-indiqué chez la femme enceinte et allaitante.

Acide alpha-lipoïque

Description
L'acide alpha-lipoïque est un acide soufré synthétisé au sein de l'organisme.

Propriétés thérapeutiques
- Participe à la production d'énergie au sein de l'organisme.
- Aide à réduire le niveau de glucose sanguin.
- Possède une action antioxydante.
- Est impliqué dans la production du glutathion.

Signes de déficience
À ce jour, aucune étude n'a mis en évidence des signes cliniques reliés à un apport insuffisant d'acide alpha-lipoïque.

Signes d'excès
Hypoglycémie (chez le diabétique) et éruptions cutanées.

Sources alimentaires
Foie, levure et viandes rouges.

Posologie quotidienne
Dose thérapeutique
de 150 à 600 mg
Dose toxique
non établie

Acide malique

Description

Cette substance est naturellement présente au sein de l'organisme et fait partie de la famille des acides organiques.

Propriétés thérapeutiques

- Est nécessaire à la production d'ATP.
- Aide à contrer la douleur, lorsqu'utilisé en combinaison avec le magnésium.

Signes de déficience

À ce jour, aucune étude n'a mis en évidence des signes cliniques reliés à un apport insuffisant d'acide malique.

Signes d'excès

Aucune étude n'a révélé la présence d'effets secondaires, suivant une consommation excessive d'acide malique.

Source alimentaire

Pomme.

Posologie quotidienne

Dose thérapeutique
de 1 200 à 2 400 mg

Dose toxique
non établie

Acide pangamique

Description

Autrefois, on nommait cette substance vitamine B_{15}. Elle a été originalement isolée des noyaux d'abricot. L'acide pangamique est surtout utilisé en Russie et dans plusieurs pays d'Europe. Il existe peu de données concernant son absorption et sa mise en réserve, mais il est établi que les quantités excessives sont excrétées par les reins, les intestins et la peau.

Propriétés thérapeutiques

- Aide au métabolisme des protéines.
- Stimule les systèmes nerveux et glandulaire.
- Participe à la production d'énergie.
- Prévient l'hypoxie (un apport insuffisant d'oxygène dans les tissus vivants) et spécifiquement au niveau du cœur et des autres muscles.
- Régularise le métabolisme des lipides, des glucides et des protéines.
- Participe au métabolisme du cholestérol.
- Offre une protection contre les effets dommageables du monoxyde de carbone.
- Favorise la résistance de l'organisme face au stress.

Signes de déficience

Système hormonal

Désordres glandulaires.

Système nerveux

Désordres nerveux.

Général

Diminution de l'oxygénation cellulaire.

Sources alimentaires

Céréales entières, graines de citrouille et de sésame, levure de bière et riz brun.

Posologie quotidienne

Dose thérapeutique

de 100 à 250 mg

Dose toxique

supérieure à 500 mg

Acide para-aminobenzoïque (PABA)

Description

Cette substance est fabriquée par les bactéries de la flore intestinale.

Propriétés thérapeutiques

- Stimule la synthèse de l'acide folique dans l'intestin.
- Participe à l'absorption et à l'utilisation de l'acide pantothénique.
- Participe au métabolisme des protéines.
- Participe à la formation des cellules sanguines, spécifiquement celle des globules rouges.
- Joue un rôle important au niveau de la santé de la peau et de la pigmentation des cheveux.
- Protège la peau de l'agression des rayons ultraviolets.

Signes de déficience

Système musculaire

Spasmes musculaires.

Système nerveux

Irritabilité et troubles de coordination.

Système tégumentaire

Grisonnement des cheveux, perte des cheveux, eczéma et vitiligo.

Général

Fatigue.

Signes d'excès

Désordres hépatiques, cardiaques et rénaux, démangeaisons au niveau de la peau, nausée, vomissement, anorexie et fièvre.

Acide para-aminobenzoïque (PABA)

Sources alimentaires
Arachide, céréales complètes, champignon, fèves, foie, germe de blé, jaune d'œuf, légumes verts feuillus, levure de bière, mélasse de type Blackstrap, pois, son de riz et yogourt.

Posologie quotidienne

Dose thérapeutique
de 50 à 400 mg

Dose toxique
non définie

Note : un supplément de PABA est à éviter lors de la prise de sulfamides (une famille d'antibiotiques), puisqu'il en neutralise l'action.

Bétasitostérol

Description

Les phytostérols appartiennent à la famille chimique des stérols et se retrouvent uniquement dans le règne végétal. Ces molécules naturelles, particulièrement le bétasitostérol attire l'attention des chercheurs puisqu'il possède plusieurs action bénéfiques au sein de l'organisme. Le bétasitostérol est absorbé au niveau intestinal de la même manière que le cholestérol.

Propriétés thérapeutiques

- Contribue à réduire le taux de mauvais cholestérol sanguin (LDL), en réduisant son absorption au niveau intestinal.
- Aide à réduire l'hypertrophie bénigne de la prostate (HPB).
- Possède des propriétés immunomodulatrices.
- Offre un effet protecteur contre le développement de certains cancers, incluant le sein, le rectum, l'estomac, l'œsophage et la prostate.

Signes de déficience

À ce jour, aucune étude n'a mis en évidence des signes cliniques reliés à un apport insuffisant de bétasitostérol.

Signes d'excès

Aucune étude n'a révélé la présence d'effets secondaires, suivant une consommation excessive de bétasitostérol.

Sources alimentaires

Tous les végétaux contiennent des phytostérols. Les principales sources sont les noix et les graines ainsi que leurs huiles.

Note : Le bétasitostérol est extrait d'une plante sud-africaine (Hypoxis rooperi) ou de certaines variétés de pins et d'épinettes.

Posologie quotidienne

Dose thérapeutique

de 60 à 180 mg entre les repas

Bioflavonoïdes

Description

Les bioflavonoïdes ont été mis en évidence par un chercheur intéressé par le rôle de la vitamine C face à la présence de scorbut. Il observa que la vitamine C provenant d'un extrait de piments hongrois, riche en vitamine C, était plus efficace pour enrayer la fragilité des capillaires sanguins que la vitamine C isolée. Il émit alors l'hypothèse qu'une autre vitamine devait être présente dans ce piment. Il la nomma P pour « perméabilité » des capillaires et pour «paprika». On observa par la suite que les piments hongrois contenaient plusieurs substances chimiques inter-reliées et on les nomma flavonoïdes (puisqu'ils sont des dérivés du phénol). Enfin, puisque ces molécules ne respectent pas tous les critères propres à la famille des vitamines, on leur attribua le nom de « bioflavonoïdes », c'est-à-dire des flavonoïdes ayant une activité biologique. La famille des bioflavonoïdes regroupe entre 600 et 800 composés, lesquels proviennent des végétaux. La plupart des bioflavonoïdes sont concentrés dans la peau, la pelure et les autres couches extérieures des fruits et des légumes, lesquelles constituent des régions les plus accessibles à la lumière. Ils incluent les pigments responsables de la coloration des fleurs, des fruits et des légumes. Certains sont incolores ou jaune pâle (fruits citrins), tandis que d'autres sont rouge et bleu (anthocyanes des baies).

Les bioflavonoïdes ne peuvent pas être fabriqués par l'organisme. On doit donc aller les chercher dans l'alimentation ou sous forme de suppléments.

L'absorption et la mise en réserve sont similaires à celles de la vitamine C, il en est de même pour l'excrétion, laquelle se fait via l'urine et la sueur.

Propriétés thérapeutiques

- Améliorent l'élasticité et la résistance du collagène.
- Réduisent la fragilité et la perméabilité des capillaires.
- Accélèrent la guérison des blessures sportives.
- Améliorent l'efficacité de la vitamine C au sein de l'organisme, en augmentant son absorption et en retardant son élimination.

- Réduisent le taux d'hématocrite et l'adhérence des plaquettes sanguines.
- Sont des inhibiteurs de l'aldose réductase, l'enzyme qui transforme l'excès de glucose en sorbitol chez les diabétiques. Ce dernier est responsable du développement des rétinopathies, des neuropathies et des cataractes reliées au diabète.
- Possèdent une activité anti-virale.
- Possèdent une activité immuno-stimulante.
- Contribuent à inhiber les réactions allergiques.
- Possèdent une action antioxydante.
- Possèdent une activité anti-tumorale.
- Possèdent une activité anti-inflammatoire.

Signes de déficience

Système cardio-vasculaire

Fragilité des capillaires (saignements et hémorragies).

Signe d'excès

Diarrhée.

Sources alimentaires

Abricots, baies (cassis, cerises, mûres, raisins), fruits citrins (orange, citron, pamplemousse, lime), graines, légumes, noix, prunes et sarrasin.

Posologie quotidienne

Dose thérapeutique

de 400 à 1 500 mg par jour

Dose toxique

non définie

Bioflavonoïdes

Les bioflavonoïdes les plus utilisés

Anthocyanes et proanthocyanes
Ils sont responsables de la couleur rouge ou bleue des baies (cerises, mûres, raisins, etc.) et de plusieurs fleurs. Ils sont particulièrement indiqués dans les conditions impliquant les articulations et les artères (préviennent la destruction du collagène). Ils possèdent une action antioxydante.

Catéchines
On les retrouve dans la fibre de certaines plantes, telles que le gambir et l'acacia, également dans le vin rouge et le thé vert. Ils réduisent la perméabilité des capillaires en favorisant la sécrétion d'insuline et possèdent aussi une importante action anti-virale et antioxydante. De plus, ils contribuent à réduire l'inflammation.

Hespéridine
On la retrouve dans les fruits citrins. Elle protège les capillaires contre l'oxydation et aide à contrer les désordres hépatiques.

Isoflavones
Elles proviennent de la fève soja, des lentilles, des pois chiches, des pois verts et du trèfle rouge. Elles contribuent à réguler l'activité œstrogénique. Elles possèdent une activité antioxydante, améliorent la vision de nuit et possèdent des propriétés anti-cancéreuses.

Naringine
Se trouve dans certaines fleurs et sous la pelure des fruits citrins. Possède une activité antioxydante.

Pycnogénol
On le trouve dans les pépins et sur la peau des raisins et dans l'écorce des pins maritimes. Il possède une activité antioxydante, anti-cancéreuse et aide à contrer les maladies cardio-vasculaires.

Quercitine
Elle est largement présente dans le règne végétal. On en retrouve dans l'ail, l'oignon, les courges, le brocoli, la peau des raisins, l'écorce de pin, le vin

rouge et le thé vert. Elle constitue un puissant antioxydant, aide à contrer le diabète et les complications qui y sont reliées, normalise la pression sanguine, contribue à abaisser le niveau de cholestérol sanguin et réduit la fragilité capillaire.

Rutine

Elle est présente dans plusieurs plantes, dont le sarrasin, la vigne rouge, le vinaigrier et l'eucalyptus. Mais on en retrouve également dans les fruits citrins, les raisins, le vin rouge, les abricots, les cerises et les mûres. Elle solidifie les vaisseaux sanguins, possède une action antioxydante, stimule le système immunitaire, et contribue à inhiber les réactions inflammatoires allergiques.

Tannins

On les retrouve dans les pépins et la peau des raisins ainsi que dans le vin rouge. Ils possèdent une action antioxydante et antivirale.

Choline

Description

Cette substance est présente dans toutes les cellules animales et végétales. Le corps est en mesure de produire la choline à partir des vitamines B_6, B_{12} et acide folique, du magnésium et de la méthionine.

Propriétés thérapeutiques

- Est un constituant de la sphyngomyéline (un phospholipide abondant dans le cerveau et les autres tissus nerveux), de l'acétylcholine (un neurotransmetteur) et de la lécithine.
- Participe au développement du cerveau.
- Améliore la mémoire.
- Aide à la transmission de l'influx nerveux.
- Aide à prévenir les lithiases biliaires.
- Est un agent lipotrope.

Signes de déficience

Système cardio-vasculaire

Athérosclérose, artériosclérose, hypertension et hypercholestérolémie.

Système digestif

Intolérance au gras, dégénérescence hépatique graisseuse et cirrhose du foie.

Système nerveux

Perte de mémoire et autres désordres nerveux.

Système urinaire

Problèmes rénaux.

Général

Retard de croissance et fatigue.

Signes d'excès

Nausée et vomissement, salivation excessive, diarrhée, inconfort abdominal, transpiration et odeur corporelle de poisson (sueur et urine).

Sources alimentaires

Les aliments contenant de la lécithine sont également de bonnes sources de choline.

Arachide, foie, germe de blé, jaune d'œuf et soja.

Posologie quotidienne

Dose thérapeutique

de 500 à 3 000 mg

Dose toxique

supérieure à 3 500 mg

Coenzyme Q_{10}, Ubiquinone, CoQ_{10}

Description

La structure chimique de ce composé ressemble à celle de la vitamine E. Il existe dix coenzymes « Q » mais le coenzyme Q_{10} est le seul rencontré dans les tissus humains. Il peut être synthétisé dans l'organisme à partir de la phénylalanine, de la tyrosine et des vitamines B_1, B_6, E et de l'acide folique. La capacité du foie à synthétiser le coenzyme Q_{10} diminue avec l'âge.

Propriétés thérapeutiques

- Possède une action antioxydante.
- Est nécessaire à la production d'énergie.
- Aide à brûler les graisses accumulées dans l'organisme.
- Améliore les performances physiques.
- Améliore la capacité cardiaque.
- Contribue à réduire la pression artérielle.
- Améliore l'activité du système immunitaire.
- Est nécessaire au fonctionnement des cellules cérébrales et musculaires.

Signes de déficience

Système cardio-vasculaire

Maladies cardio-vasculaires.

Système immunitaire

Désordres immunitaires.

Signes de toxicité

Reflux gastrique, nausée et douleur stomacale.

Sources alimentaires

Abats, arachide, brocoli, céréales à grains entiers, épinard, graines, noix, poissons gras (maquereau, sardine et saumon) et viandes.

Posologie quotidienne

Dose thérapeutique

de 50 à 300 mg

Dose toxique

supérieure à 300 mg

Curcuminoïdes

Description

Les curcuminoïdes constituent les principaux composés du rhizome de Curcuma longa (curcuma), cette épice orientale jaune orangée utilisée depuis des millénaires. Les curcuminoïdes représentent environ 5% du poids sec du curcuma. La curcumine est le principal constituant actif des curcuminoïdes. Parmi les autres, citons l'atlantone, la bisdéméthoxycurcumine, la déméthoxycurcumine, la curcumine-isoxazolide et la tumérone. Les curcuminoïdes font actuellement l'objet de nombreuses recherches à travers le monde, dû à leur grande valeur thérapeutique.

Propriétés thérapeutiques

- Possèdent une importante action anti-inflammatoire.
- Constituent un puissant antioxydant.
- Possèdent des propriétés anticancer.
- Protègent la muqueuse gastro-intestinale contre l'irritation et l'ulcération.

Signes de déficience

À ce jour, aucune étude n'a mis en évidence des signes cliniques reliés à un apport insuffisant de curcuminoïdes.

Signes de toxicité

À haute dose, les curcuminoïdes pourraient avoir un effet irritant sur l'estomac.

Sources alimentaires

Rhizome de curcuma.

Dose thérapeutique

de 60 à 1 200 mg

Dose toxique

Non établie

Note : Choisir un supplément qui est normalisé à 95% de curcuminoïdes.

Inositol

Description

Toutes les cellules animales et végétales contiennent de l'inositol. L'organisme humain est en mesure de le synthétiser. Cette substance est présente en grande concentration dans les nerfs, le cerveau ainsi que dans le liquide céphalo-rachidien.

Propriétés thérapeutiques

- Est une composante des phospholipides du cerveau (phosphatidylinositol).
- Est un agent lipotrope.
- Aide à réduire le cholestérol sanguin.
- Prévient le durcissement des artères.
- Est important pour la croissance et la survie des cellules de la moelle osseuse, des membranes oculaires et intestinales.
- Favorise la croissance des cheveux et contribue à en prévenir la perte.
- Contribue à la solidité des ongles.

Signes de déficience

Système cardio-vasculaire

Athérosclérose, artériosclérose, hypertension et hypercholestérolémie.

Système digestif

Constipation.

Système nerveux

Anomalies au niveau des yeux, irritabilité et troubles de l'humeur.

Système tégumentaire

Alopécie et éruptions cutanées.

Signes d'excès

Aucune étude n'a révélé la présence d'effets secondaires, suivant une consommation excessive d'inositol.

Sources alimentaires
Arachide, céréales à grains entiers, cœur, foie, fruits citrins, graines, jaune d'œuf, lait, légumes, légumineuses, levure de bière, mélasse de type Blackstrap, noix et viandes.

Posologie quotidienne

Dose thérapeutique
de 100 à 10 000 mg

Dose toxique
non établie

Lécithine (phosphatidylcholine)

Description

La lécithine est une composante des membranes cellulaires. Cette substance fait partie de la famille des phospholipides (lipide qui contient du phosphore). L'organisme est en mesure de la synthétiser au niveau du foie, à condition que les matériaux de base y soient présents en quantité suffisante (glycérol, acides gras, phosphore, choline).

Propriétés thérapeutiques

- Maintient la fluidité et la perméabilité de la membrane cellulaire.
- Contribue à la synthèse de l'acétylcholine, un neurotransmetteur.
- Est une composante de la myéline, et est donc essentielle à une bonne transmission nerveuse.
- Aide à la mémoire.
- Permet d'émulsifier les graisses.
- Prévient la formation des plaques de cholestérol dans les artères.
- Aide à abaisser le taux de cholestérol sanguin.
- Participe à la détoxication hépatique.
- Prévient la formation de lithiases biliaires.
- Réduit l'adhérence des plaquettes sanguines.
- Augmente l'immunité face aux infections virales.

Signes de déficience

Système cardio-vasculaire

Athérosclérose, artériosclérose, hypertension et hypercholestérolémie.

Système digestif

Intolérance au gras, dégénérescence hépatique graisseuse et cirrhose du foie.

Système nerveux

Pertes de mémoire.

Signes d'excès
Diarrhée, nausée, vomissement, perte d'appétit et transpiration.

Sources alimentaires
Arachide, chou, chou-fleur, foie, germe de blé, jaune d'œuf, poissons, soja et viandes.

Posologie quotidienne

Dose thérapeutique
de 3 000 à 8 000 mg

Dose toxique
supérieure à 23 g

Note : les personnes souffrant de maniaco-dépression devraient éviter les doses élevées.

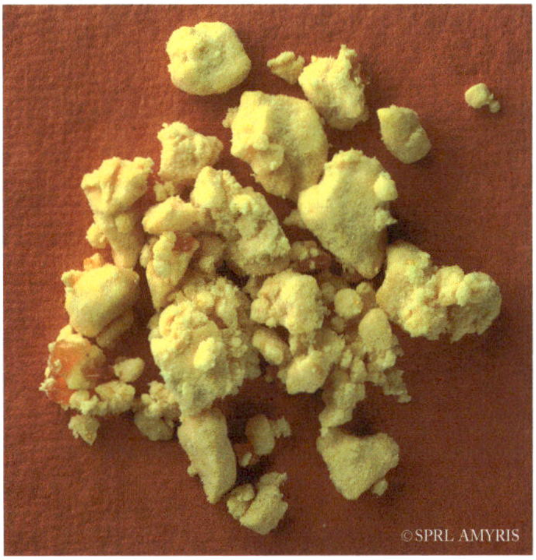

Lécithine de soja

Octacosanol

Description

L'octacosanol est un alcool gras, à chaîne longue, présent dans les céréales. On en retrouve entre autres dans l'huile de germe de blé. Dix livres de blé sont nécessaires pour obtenir 1 000 microgrammes d'octacosanol.

Propriétés thérapeutiques

- Améliore l'oxygénation cellulaire.
- Améliore l'endurance.
- Contribue à réduire les courbatures observées, suite à une activité physique.
- Améliore le stockage du glycogène dans le muscle.
- Augmente la résistance face au stress.
- Aide à réduire le niveau de cholestérol sanguin.

Signes de déficience

À ce jour, aucune étude n'a mis en évidence des signes cliniques reliés à un apport insuffisant d'octacosanol.

Signes d'excès

Aucune étude n'a révélé la présence d'effets secondaires, suivant une consommation excessive d'octacosanol.

Source alimentaire

Huile de germe de blé.

Posologie quotidienne

Dose thérapeutique
de 1 à 20 mg

Dose toxique
non établie

Phosphatidylsérine

Description

Tout comme la lécithine, la phosphatidylsérine fait partie de la famille des phospholipides. Le corps est en mesure de synthétiser cette substance en présence de vitamine B_{12}, d'acide folique, et d'acides gras essentiels. On en retrouve de grandes concentrations dans les cellules nerveuses.

Propriétés thérapeutiques

- Joue un rôle déterminant pour le maintien de l'intégrité et de la fluidité de la membrane cellulaire des cellules nerveuses.
- Favorise une meilleure mémoire.
- Améliore les capacités d'apprentissage.

Signes de déficience

Système nerveux

Désordres au niveau des fonctions mentales et dépression chez les aînés.

Signe d'excès

Nausée.

Sources alimentaires

Très peu présente au niveau alimentaire. On en retrouve dans le soja, mais en faible quantité. Les suppléments proviennent de l'huile de soja.

Posologie quotidienne

Dose thérapeutique

de 200 à 500 mg

Dose toxique

non établie

Sulfate de chondroïtine

Description

Cette substance fait partie de la famille des mucopolysaccharides, lesquels sont des composantes des protéoglycanes, présentes dans les tissus conjonctifs, spécifiquement dans les cartilages.

Propriétés thérapeutiques

- Constitue un élément important, faisant partie de la synthèse du cartilage articulaire ainsi que de celui de l'oreille externe et du bout du nez.
- Protège le cartilage en y maintenant une bonne hydratation.
- Aide à prévenir la dégénérescence articulaire prématurée.
- Contribue à réduire la douleur et l'inflammation articulaires.

Signes de déficience

À ce jour, aucune étude n'a mis en évidence des signes cliniques reliés à un apport insuffisant de sulfate de chondroïtine.

Signe d'excès

Nausée.

Sources alimentaires

N'apparaît pas en quantité significative dans l'alimentation. Les suppléments sont dérivés du cartilage du requin, du cartilage de bovin ou du concombre de mer.

Posologie quotidienne

Dose thérapeutique

1 200 mg

Dose toxique

non établie

Sulfate de glucosamine

Description

Le glucosamine est un sucre aminé synthétisé par l'organisme à partir du glucose et de la glutamine. Cette substance constitue le point de départ de macromolécules importantes retrouvées au sein des tissus conjonctifs de l'organisme, nommées protéoglycanes. On le retrouve en grandes concentrations dans les cartilages articulaires.

Propriétés thérapeutiques

- Intervient dans la formation des ongles, des tendons, de la peau, des muqueuses, des yeux, du liquide synovial, du cartilage articulaire, des os, des ligaments et des valvules cardiaques.
- Inhibe la dégradation des protéoglycanes et stimule leur reconstruction.
- Contribue à ralentir la destruction du cartilage articulaire.
- Aide à enrayer la douleur et l'inflammation articulaires.

Signes de déficience

Système squelettique

Raideurs articulaires.

Signe d'excès

Inconfort stomacal.

Sources alimentaires

N'apparaît pas en quantité significative dans l'alimentation. Les suppléments sont dérivés des carapaces de crustacés.

Posologie quotidienne

Dose thérapeutique

de 500 à 1 500 mg

Dose toxique

non établie

Les radicaux libres et les antioxydants

Caractéristiques générales

Symboliquement parlant, le corps humain constitue un véritable champ de bataille. À chaque jour, on assiste à un nombre infini de combats. Si le combat s'avère perdu, il s'agit d'une victoire pour les radicaux libres et celle-ci se traduit par l'apparition de divers effets indésirables, tels que des rides et des taches de vieillesse supplémentaires, le développement d'un cancer ou encore d'une maladie cardio-vasculaire. À l'inverse, si le combat s'avère gagné, ce sont les antioxydants qui en sortent victorieux, et ceci se traduit par «le silence des organes», synonyme alors d'une bonne santé.

Cette guerre livrée entre les radicaux libres et les antioxydants a commencé à susciter de l'intérêt, il y a une trentaine d'années, alors que des chercheurs découvrirent que des enzymes spécifiques utilisaient, comme substrat, des molécules instables, contenant de l'oxygène. Ils se rendirent compte que le rôle spécifique de ces enzymes était d'intercepter ces radicaux libres pour qu'ils ne puissent endommager les cellules et les tissus des organismes vivants. Avec cette découverte, un nouveau domaine de recherche était né, au sein duquel l'oxygène, substance indispensable à la survie, devait être considéré comme pouvant être une substance également très nuisible à la santé. Depuis ce temps, les recherches sur les effets délétères des radicaux libres n'ont cessé de croître. Aujourd'hui, on relie plus de 80 pathologies à l'action néfaste des radicaux libres, et par le fait même au manque d'antioxydants; notamment le cancer, les crises cardiaques, les accidents cardio-vasculaires, l'arthrite rhumatoïde, les cataractes, la maladie d'Alzheimer et le vieillissement prématuré. Des spécialistes ont même estimé que le noyau de chaque cellule serait attaqué quotidiennement plus de 10 000 fois par les radicaux libres.

Les antioxydants constituent notre armée de défense contre les puissants envahisseurs que sont les radicaux libres. Certains antioxydants sont naturellement créés au sein de l'organisme, et nous en obtenons également à partir des aliments et des suppléments alimentaires.

Radicaux libres

Description

Un radical libre est un atome ou un fragment de molécule très instable, qui a perdu un électron de sa structure chimique. Ce radical cherche à puiser un électron sur une substance corporelle stable afin de retrouver lui-même sa stabilité. Lorsque les composantes physiologiques lèguent un électron au radical libre, elles deviennent endommagées et elles recherchent à leur tour à remplacer cet électron perdu. Ce phénomène est nommé « réaction en chaîne ». La conséquence de l'activité des radicaux libres va dépendre de l'ampleur des électrons volés. Plusieurs cellules de l'organisme, voire plusieurs structures corporelles, risquent d'être endommagées. Les acides gras des membranes cellulaires, les protéines cellulaires et le matériel génétique emmagasiné dans le noyau cellulaire sont les principales cibles des radicaux libres.

Quand ils attaquent les vaisseaux sanguins, les radicaux libres contribuent aux maladies cardio-vasculaires ; quand ils attaquent l'ADN de nos cellules, ils peuvent causer le cancer ; quand ils attaquent la peau, ils la font vieillir.

Les principaux radicaux libres retrouvés au sein de l'organisme sont des formes très réactives de l'oxygène (voir « Principaux radicaux libres retrouvés au sein de l'organisme »). Ils apparaissent à la suite de processus métaboliques et immunitaires normaux, tels que la formation d'énergie et le combat d'une infection. L'environnement est également responsable de la création et de l'accumulation de radicaux libres dans l'organisme. Les principaux facteurs responsables de la formation de radicaux libres sont énumérés dans ce chapitre (voir « Principaux facteurs responsables de la formation des radicaux libres »).

Radical libre = voleur d'électron

Radicaux libres

Principaux radicaux libres retrouvés au sein de l'organisme

Radical superoxyde O_2^-
- C'est habituellement le premier radical libre à être formé. Il est lui-même destructif et peut facilement être converti en peroxyde d'hydrogène et produire le radical hydroxyle.

Peroxyde d'hydrogène H_2O_2
- Lorsqu'il réagit avec le radical superoxyde ou avec d'autres radicaux libres, il forme le radical hydroxyle.

Radical hydroxyle HO^-
- C'est le radical libre le plus dangereux. Il est très réactif.

Oxygène singulet $1/2O_2$
- Il est formé principalement au niveau de la peau, en réponse aux rayons ultraviolets.

Lipoperoxyde ROOH
- Il est formé lorsque l'oxygène attaque les acides gras de la membrane cellulaire.

Principaux facteurs responsables de la formation des radicaux libres

Facteurs endogènes	Facteurs exogènes
- Allergies - Détoxication - Exercice intense - Mécanismes de défense (infections) - Processus inflammatoires - Production d'énergie - Stress - Traumatismes physiques (brûlure, maladie, etc.) - Vieillissement	- Alimentation chimifiée, raffinée, riche en gras saturés, cuisson agressive, traitements agro-alimentaires, agents de conservation - Chlore (piscine) - Drogues - Excès d'alcool - Excès de fer dans l'alimentation ou en supplément alimentaire - Fumée de cigarette - Gras rancis - Médicaments (acétaminophène, anesthésiques, antibiotiques à large spectre, chimiothérapie et radiothérapie) - Métaux toxiques (aluminium, cadmium, mercure, plomb, etc.) - Polluants environnementaux (pesticides, herbicides, produits industriels, peintures, solvants, gaz d'échappement des automobiles, radiations, etc.) - Vêtements en fibres synthétiques

Tous ces facteurs devront être neutralisés, métabolisés, éliminés et les dégâts, qu'ils ont causés, réparés. Ceci entraîne une surutilisation des antioxydants et de plusieurs nutriments.

Antioxydants

Description

Un antioxydant est une substance qui en protège une autre contre l'action d'un radical libre, en étant elle-même oxydée. Au sein de l'organisme, ces molécules protègent les acides gras insaturés, les protéines et le matériel génétique. Elles contribuent également à prévenir les cancers et les maladies cardio-vasculaires, à renforcer l'activité du système immunitaire, à aider l'organisme à faire face aux polluants exogènes de toutes origines, et enfin à ralentir le processus de vieillissement. Plusieurs lignes de défenses antioxydantes sont mises à la disposition de l'organisme.

Antioxydant = gardien de sécurité

Première ligne de défense : les systèmes enzymatiques

Ces enzymes sont produites par nos propres cellules spécifiquement pour enrayer les radicaux libres qui s'y attaquent.

Superoxyde dismutase (SOD)

- Offre une protection contre le radical superoxyde.
- Permet de produire le peroxyde d'hydrogène.
- Diminue avec l'âge.
- SOD mitochondrie : coenzyme manganèse.
- SOD cytosol : coenzymes zinc et cuivre.

Glutathion peroxydase (GPX)

- Continue le travail amorcé par la SOD.
- Transforme le peroxyde d'hydrogène en donnant un électron.
- Prévient la formation du radical hydroxyle.
- Coenzymes : sélénium et riboflavine.
- Travaille en synergie avec la vitamine E.

Glutathion s-transférase (GST)
- Est présente au niveau du foie.
- Neutralise les toxines métaboliques.

Glutathion réductase (GRD)
- Reconstitue le glutathion réduit à partir du glutathion oxydé (GSSG).

Catalase
- Décompose le peroxyde d'hydrogène en eau et en oxygène.
- L'oxygène pourra à nouveau être utilisé.

Deuxième ligne de défense : les «piégeurs»

Ils agissent principalement à l'extérieur des cellules. Ces molécules, produites par le corps, donnent des électrons pour neutraliser les radicaux libres.

Acide urique
- Protège contre les radicaux superoxyde et hydroxyle et les lipoperoxydes.

Céruloplasmine
- Neutralise les radicaux superoxyde, hydroxyle, l'oxygène singulet et les lipoperoxydes.

Troisième ligne de défense : les nutriments

Ils ont une double action. Tout d'abord, ils permettent de neutraliser les radicaux libres non désactivés par les deux premières lignes de défense. Ensuite, certains d'entre eux agissent comme cofacteurs, lesquels sont nécessaires afin d'activer les enzymes antioxydantes de la première ligne de défense.

Les vitamines

Acide folique
- Possède des propriétés antioxydantes auprès de certains types de cancer.

Antioxydants

Les femmes qui ont des niveaux élevés d'acide folique dans leur sang ont moins de chance de développer des lésions précancéreuses au niveau des cellules du col de l'utérus.

Vitamine B_2

- Est impliquée dans la régénération de l'enzyme glutathion peroxydase (GPX).

Vitamine B_5

- Contribue à augmenter le taux de glutathion (GSH).

Vitamine B_{12}

- Combinée à l'acide folique, contribue à réduire les lésions précancéreuses au niveau pulmonaire chez les fumeurs.

Vitamine C

- Protège contre les dommages causés par les radicaux superoxyde et hydroxyle.
- S'attaque aux radicaux libres présents dans la portion hydrique de la cellule avant que ceux-ci ne s'attaquent à la partie lipidique.
- Recycle le radical vitamine E en vitamine E ainsi que le bêta-carotène.
- Améliore la biodisponibilité du sélénium.

Vitamine E

- Protège contre les dommages, causés par l'oxygène singulet et les radicaux libres, créés à partir des acides gras polyinsaturés (au niveau de la membrane cellulaire).
- Remplace le sélénium, lorsque son apport est insuffisant.

Les minéraux

Cuivre

- Est requis pour l'activation de la SOD dans le cytosol.
- Est nécessaire pour activer la céruloplasmine.

Fer

- Entre dans la composition de l'enzyme SOD.

- Est un cofacteur pour l'activation de l'enzyme catalase.
  Note : le fer libre, qui ne fait pas partie d'une structure protéique, est un puissant radical libre.

Magnésium
- Prévient la pénétration intracellulaire de métaux lourds (plomb et cadmium).
- Contribue à la réduction du stress oxydatif.

Manganèse
- Est un cofacteur pour activer la SOD dans la mitochondrie.

Sélénium
- Protège les lipides des membranes cellulaires.
- Agit de concert avec la vitamine E.
- Est un coenzyme pour l'activation de la glutathion peroxydase (GPX).
- Recycle le glutathion réduit (GSH).

Zinc
- Est requis pour l'activation de la SOD dans le cytosol.
- Est important pour le maintien de l'intégrité des membranes cellulaires.
- S'oppose à l'action des métaux lourds.

Les acides aminés

L-Cystéine
- Est le précurseur du glutathion (GSH) avec l'acide glutamique et la glycine.
- Inhibe la production du radical superoxyde par les globules blancs.
- Aide à neutraliser certains radicaux libres, produits au niveau du foie.

Glutathion (GSH) (composé de cystéine, de glycine et d'acide glutamique)
- Est une composante importante des enzymes glutathion peroxydase (GPX), de l'enzyme glutathion-s transférase (GST) et de l'enzyme glutathion réductase (GRD).
- Transporte l'oxygène et est donc présent dans tous les tissus.
- Aide à détoxifier les métaux lourds.

Antioxydants

L-Méthionine
- Neutralise le radical hydroxyle.
- Est le précurseur de la L-cystéine.

L-Taurine
- Possède des propriétés détoxifiantes plutôt qu'antioxydantes.

Les autres nutriments

Acide alpha-lipoïque
- Recycle le glutathion, la vitamine C, la vitamine E, le coenzyme Q_{10} et s'auto-recycle.
- Est à la fois hydrosoluble et liposoluble.
- Stimule la production du glutathion.

Bêta-carotène
- Neutralise l'oxygène singulet ainsi que les radicaux, créés à partir des acides gras polyinsaturés.

Bioflavonoïdes (Anthocyanidines et proanthocyanidines, catéchines, hespéridine, isoflavones, naringine, pycnogénol, quercétine, rutine, tannins, etc.)
- Possèdent une puissante action antioxydante à la fois au niveau hydrique et lipidique.
- Améliorent l'absorption de la vitamine C et en retardent l'excrétion.
- Recyclent la vitamine C.

Coenzyme Q_{10}
- Est un puissant antioxydant liposoluble au niveau des membranes cellulaires.
- Regénère efficacement la vitamine E, qui a été oxydée.
- Est le plus important antioxydant des mitochondries.

Lycopène
- Neutralise le radical oxygène singulet.

Ces trois lignes de défense agissent de manière synergique. En effet, les antioxydants s'avèrent très puissants, si utilisés de manière individuelle. Par contre, ils le sont davantage, si regroupés; et ceci a été corroboré par de nombreuses études.

En travaillant en équipe, ils se prolongent mutuellement la vie et augmentent ainsi leur puissance. Par exemple, lorsque la vitamine E désactive les radicaux libres, elle devient elle-même un radical libre mineur. La vitamine C, l'acide alpha-lipoïque et le coenzyme Q_{10} interviennent alors pour rétablir l'action antioxydante de la vitamine E. Toutefois, lorsque la vitamine C recycle la vitamine E, elle devient à son tour un radical libre. L'acide alpha-lipoïque et le glutathion peuvent alors redonner à la vitamine C ses propriétés antioxydantes.

De plus, puisqu'un antioxydant, pris sur une base individuelle, ne peut agir à tous les niveaux au sein de la cellule, ni s'attaquer à tous les types de radicaux libres, il n'offrira alors qu'un faible éventail de bénéfices cliniques. L'équipe d'antioxydants au complet est nécessaire, puisque certains antioxydants sont hydrosolubles (vitamine C, L-Taurine, acide urique, acide pantothénique, GSH, GSSG, GPX, GST, acide folique et L-Méthionine), c'est-à-dire qu'ils exercent leur fonction dans la portion hydrique de la cellule. Par contre, d'autres sont liposolubles (vitamine E, coenzyme Q_{10}, lycopène, bêta-carotène, L-Cystéine et SOD[1]), c'est-à-dire qu'ils sont en mesure d'agir dans la portion lipidique de la cellule. Enfin, certains bioflavonoïdes, ainsi que l'acide alpha-lipoïque, sont à la fois hydrosolubles et liposolubles.

1-L'enzyme SOD, retrouvée dans certaines formules d'antioxydants, est décomposée dans le tube digestif au cours du processus de digestion et devient inactive. Il est donc avantageux de choisir un complexe d'antioxydants sans SOD.

Stress oxydatif

Les antioxydants représentent l'armée naturelle, mise à la disposition de l'organisme, afin de prévenir l'invasion des radicaux libres. Malheureusement, si ces moyens de contrôle s'avèrent insuffisants ou manquent à la tâche, des réactions en chaîne en résultent, conduisant à une production excessive de radicaux libres et de substances toxiques. On tombe alors en situation de stress oxydatif. Ainsi, on verra apparaître des altérations au niveau des composantes cellulaires, menant à la destruction de cellules, de tissus et d'organes. La maladie apparaîtra.
La plupart des maladies et la perte de vitalité, qui se manifestent avec l'âge, sont ainsi le résultat de l'accumulation de dommages causés par les radicaux libres à nos cellules (rides, taches brunes sur la peau, perte de mémoire et de concentration, perte d'énergie, raideurs articulaires, désordres au niveau du système immunitaire, etc.).

Stress oxydatif = les radicaux libres sont créés plus rapidement qu'ils ne sont neutralisés par les antioxydants

Excès de radicaux libres versus antioxydants (stress oxydatif)

Dommages aux cellules

Mort cellulaire

Dommages aux tissus

Dommages aux organes

Maladies

Enfin, il est important de garder en mémoire que tout antioxydant peut être pro-oxydant, car un antioxydant devient lui-même un oxydant, une fois qu'il a neutralisé une réaction (un radical libre). Il est donc important de consommer quotidiennement des antioxydants !

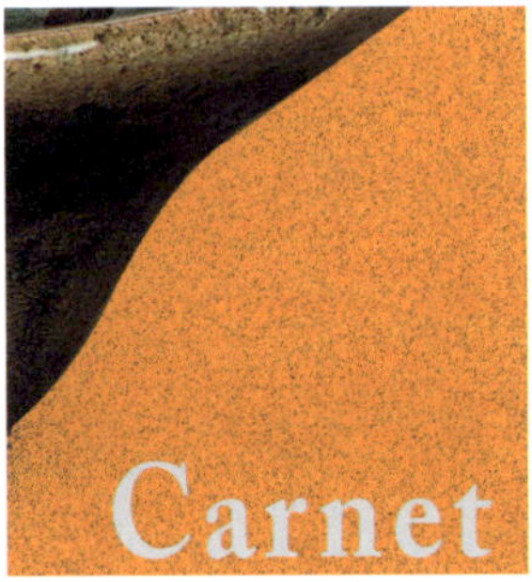

Carnet de notes

Notes personnelles

Notes personnelles

Notes personnelles

Glossaire médical

Achlorhydrie : absence de sécrétion d'acide chlorhydrique au niveau stomacal.

Acide désoxyribonucléique (ADN) : acide nucléique présent dans toutes les cellules vivantes; il porte l'information génétique de l'organisme.

Acide oxalique : acide que l'on retrouve dans les épinards, les feuilles de betteraves, la rhubarbe, la bette à carde, le cacao (chocolat) et le thé, qui bloque l'absorption du calcium et du fer.

Acide phytique : acide qui se combine à un certain nombre de sels minéraux comme le calcium, le fer et le zinc, rendant leur absorption plus difficile. Présent dans l'écorce des céréales.

Acide ribonucléique (ARN) : acide nucléique présent dans le noyau et le cytoplasme; il est impliqué dans la synthèse des protéines.

Acides gras «trans» : acide gras dangereux pour la santé humaine.

Acidose : trouble de l'équilibre acido-basique de l'organisme, correspondant à un excès d'acides dans le sang.

Adénosine triphosphate (ATP) : composé contenant des liaisons riches en énergie; source importante d'énergie intracellulaire.

Aérophagie : déglutition anormale d'air en dehors des repas. Il s'en suit des éructations.

Alcalose : trouble de l'équilibre acido-basique, caractérisé par la présence dans le sang d'un excès de substances alcalines.

Aménorrhée : absence de règles, qu'elle qu'en soit la cause.

Amylase pancréatique : enzyme qui hydrolyse l'amidon en maltose.

Anémie ferriprive : type d'anémie causé par une déficience en fer.

Anémie hémolytique : type d'anémie résultant d'une diminution de la durée de vie des globules rouges.

Anémie macrocytaire : type d'anémie où les globules rouges sont de trop grande taille.

Anémie microcytaire : type d'anémie où les globules rouges sont de petite taille.

Anémie pernicieuse : type d'anémie résultant d'une déficience en vitamine B_{12} et en acide folique.

Angine : inflammation de la gorge atteignant les amygdales et souvent les piliers du voile du palais.

Angoisse : malaise comportant une crainte imprécise d'un danger imminent et des troubles neurovégétatifs divers (douleurs épigastriques, oppressions respiratoires, sudations, ...).

Anosmie : perte de l'odorat.

Apathie : incapacité d'agir par fatigue psychique.

Aphasie : perte ou trouble de la compréhension et de l'usage du langage parlé ou écrit.

Arythmie : irrégularité du rythme cardiaque.

Asthénie : réduction de la puissance et des forces, d'origine nerveuse, psychique, physique ou sexuelle.

Atrophie : diminution de poids et de volume d'un tissu, d'un organe ou d'un membre, par suite d'une nutrition insuffisante.

Auto-immune : désigne la production d'anticorps par un organisme contre ses propres cellules.

Barrière hémato-encéphalique : mécanisme qui ralentit ou empêche le passage de certaines substances du sang vers le tissu cérébral et vers le liquide céphalo-rachidien.

Béribéri : maladie qui se caractérise par une polynévrite des membres inférieurs, une diminution de la force musculaire, des crampes aux mollets, une sensation de chaleur aux extrémités et une perte des réflexes; est provoquée par la déficience en vitamine B_1.

Bile : liquide sécrété par le foie, qui agit sur la digestion des graisses et qui stimule la contractilité de la vésicule biliaire et de l'intestin.

Bradycardie : ralentissement des battements du cœur au-dessous de 60 pulsations par minute.

Calcinose : dépôt de sels de calcium dans les tissus mous (muscles, œdème, parois des vaisseaux sanguins, alvéoles pulmonaires, conjonctive, cornée, articulations, tubules rénaux, etc.), formant des masses calcaires.

Carcinogène : substance ou agent capable de provoquer des changements dans les cellules ou les tissus et qui les rend cancéreux.

Cécité : absence complète de vision d'un ou des deux yeux.

Chlorophylle : composé végétal (vert).

Cholestérol : substance grasse que l'on trouve normalement dans la bile et le sang. Elle provient de l'alimentation, mais le foie la synthétise également. Elle est indispensable à la vie, car elle permet l'élaboration des hormones sexuelles, surrénaliennes et des acides biliaires.

Chymotrypsine : enzyme du suc pancréatique; elle hydrolyse les chaînes peptidiques.

Coenzyme : substance non protéinique participant aux réactions enzymatiques.

Collagène : protéine fibreuse qui constitue la substance intracellulaire du tissu conjonctif.

Cyanose : coloration bleutée de la peau et des muqueuses, causée par un manque d'oxygène.

Cytosol : liquide dans lequel baignent les organites cellulaires.

Démence : affaiblissement psychique profond, en général lent et progressif, frappant surtout les facultés intellectuelles (la mémoire, le raisonnement, le sens critique).

Dermatite : affection cutanée atteignant le derme et l'épiderme.

Dermatose : nom général des affections de la peau.

Edulcorant : produit qui donne un goût sucré sans apporter de calories.

Élastine : principale protéine des fibres élastiques du tissu conjonctif.

Électron : particule de charge négative, en mouvement autour du noyau d'un atome.

Entérocyte : cellule intestinale.

Enurésie : émission involontaire d'urine, surtout nocturne chez l'enfant de plus de 4 ans, dont l'appareil urinaire ne présente pas d'anomalie de structure.

Epistaxis : saignement de nez, hémorragie nasale.

Fluorose dentaire : taches blanches apparaissant sur les dents des enfants, dues à une surexposition au fluorure.

Fluorose osseuse : désordre métabolique chronique osseux en rapport avec l'ingestion de grandes quantités de fluor.

Gastrite : affection caractérisée par l'inflammation de la muqueuse de l'estomac.

Glycogène : polysaccharide ressemblant à l'amidon; c'est le principal glucide de réserve des cellules animales.

Glycoprotéine : protéine combinée à des glucides.

Goitre : augmentation de volume de la glande thyroïde.

Glutathion : tripeptide composé de cystéine, d'acide glutamique et de glycine.

Hémodialyse : procédé d'épuration du sang de ses déchets métaboliques en cas d'insuffisance rénale majeure.

Hémoglobine : molécule qui transporte l'oxygène dans les globules rouges.

Hémolyse : destruction des globules rouges et perte de leur hémoglobine.

Hémorragie : issue de sang en dehors des vaisseaux. État toujours pathologique sauf pour les menstruations.

Hépatique : désigne l'organe foie.

Hépatomégalie : augmentation de volume du foie.

Homéostasie : maintien, par un fonctionnement harmonieux des différents organes, d'un milieu intérieur stable pour le bien-être du corps ; état d'équilibre corporel.

Homocystéine : acide aminé intermédiaire, dont la présence excessive peut endommager les parois des artères.

Hydropisie : rétention d'eau dans l'organisme.

Hydrosoluble : se dit d'une substance soluble dans l'eau.

Hyperkératose : augmentation d'épaisseur de la couche cornée de l'épiderme.

Hyperparathyroïdie : hypersécrétion des hormones parathyroïdiennes.

Hypertrophie : augmentation de volume d'un tissu ou d'un organe, indépendamment de la croissance normale du corps.

Hypocholestérolémiant : propre à diminuer le taux de cholestérol dans le sang.

Hypochrome : qualifie un type d'anémie où les globules rouges ne sont pas suffisamment chargés en hémoglobine et sont donc peu colorés.

Hypolipidémiant : substance qui diminue le taux de lipides sanguins.

Hypophyse : glande cérébrale logée dans la selle turcique chargée de sécréter des hormones sexuelles et somatiques.

Hypotension : abaissement au-dessous de la normale de la pression régnant dans les vaisseaux (artères) et dans certaines cavités (boîte crânienne).

Hypothalamus : glande cérébrale chargée de sécréter et de réguler des hormones somatiques.

Hypothyroïdie : insuffisance de sécrétion d'hormones thyroïdiennes par la thyroïde.

Ictère : coloration jaune de la peau et des muqueuses, due à leur imprégnation par la bilirubine (pigment biliaire).

Immunoglobuline : globuline plasmatique douce de propriétés immunitaires dues aux anticorps, dont elle est le support matériel.

Indigestion : indisposition provenant d'une digestion qui se fait mal et aboutissant en général au vomissement.

Influx nerveux : modification physico-chimique, qui se propage le long des fibres nerveuses à partir du point de stimulation, et qui correspond au fonctionnement des nerfs.

Intoxication : empoisonnement de l'organisme.

Laryngite : inflammation aiguë ou chronique de la muqueuse laryngée et des cordes vocales se traduisant par une modification de la voix ou une aphonie complète.

Leucocyte : globule blanc.

Leucopénie : diminution du nombre des globules blancs du sang en dessous du seuil de référence.

Lipase pancréatique : enzyme qui hydrolyse les lipides.

Lipoprotéine de faible densité (LDL) : aussi appelée «mauvais cholestérol»; transporte le cholestérol dans les vaisseaux sanguins; des taux élevés augmentent les risques de maladies cardio-vasculaires.

Lipoprotéine de haute densité (HDL) : appelée aussi «bon cholestérol»; dans l'organisme, principal moyen de transport du cholestérol jusqu'au foie, d'où il est ensuite expulsé dans la bile.

Liposoluble : se dit d'une substance soluble dans les lipides.

Lipotrope (agent) : qui est attiré par les graisses.

Liquide céphalo-rachidien : liquide, produit dans les ventricules de l'encéphale, qui remplit les cavités du système nerveux central et l'espace sous-arachnoïdien l'entourant.

Lymphocyte : variété de globules blancs.

Lymphoïde : se dit d'une variété de tissu où se forment les lymphocytes (globules blancs).

Mélanine : pigment noir responsable de la coloration de la peau.

Métabolisme : ensemble des réactions chimiques se produisant dans l'organisme.

Mitochondrie : organite cytoplasmique, ayant la forme de granules, de bâtonnets ou de filaments, où l'énergie métabolique nécessaire à la cellule est engendrée.

Myéline : substance lipidique de couleur blanche, qui forme une gaine autour de certains nerfs.

Neuropathie : affection reliée au système nerveux.

Neurotransmetteur : médiateur chimique, qui assure la transmission de l'influx nerveux.

Névrite : lésion des nerfs.

Ostéomalacie : affection osseuse, due au défaut de minéralisation de la matrice protéique de l'os.

Paresthésie : sensation anormale non douloureuse (picotement, fourmillement, sensation thermique), généralement provoquée par des troubles circulatoires.

Pellagre : affection qui se caractérise par une dermatite, une démence et des diarrhées.

Peroxydation : formation de peroxydes (radicaux libres).

Phagocytose : ingestion de particules solides ou de cellules étrangères par des cellules.

Prostaglandines : médiateurs cellulaires aux fonctions multiples.

Protéase pancréatique : enzyme qui hydrolyse les protéines.

Protéinuerie : élimination des protéines dans les urines.

Putréfaction intestinale : décomposition des protéines animales ou végétales sous l'influence de bactéries avec production de gaz malodorants et de corps aminés fortement basique, très toxiques.

Réticulocytes : jeune globule rouge sans noyau.

Rétinopathie : toute lésion de la rétine d'origine métabolique ou dégénérative.

Révulsion : irritation locale, provoquée pour arrêter un état congestif ou inflammatoire.

Rhumatisme : manifestation articulaire ou péri-articulaire douloureuse de cause inconnue, mais n'évoluant pas vers la suppuration.

Rougeole : maladie virale, contagieuse, se caractérisant par l'apparition de petites taches rouges sur la peau; elle se précise par une inflammation des muqueuses du nez, du pharynx et du larynx se traduisant par la présence de taches rouges au niveau du pharynx et de la face interne des joues.

Rubéole : maladie virale, contagieuse, se manifestant par une éruption cutanée proche de celle de la rougeole et par un gonflement des ganglions.

Saccharidase : enzyme qui hydrolyse les glucides.

Scarlatine : maladie due au streptocoque hémolytique situé dans la gorge (angine). Elle se manifeste par une montée brusque de la fièvre, une éruption cutanée au niveau de la bouche et du pharynx ainsi qu'une rougeur de la peau généralisée, accompagnée de desquamation par plaques.

Sciatique : affection très douloureuse du nerf sciatique.

Scorbut : maladie due à la privation totale d'aliments frais contenant de la vitamine C. Se caractérise par des hémorragies, la chute des dents et l'altération des articulations.

Séborrhée : hypersécrétion de sébum.

Sel biliaire : composante de la bile.

Sonophobie : intolérance aux bruits.

Splénomégalie : augmentation de volume de la rate.

Spondylite : affection due à l'inflammation des vertèbres.

Stress : tension ou agression s'exerçant contre l'organisme, et la réponse ou la réaction non-spécifique de l'organisme à cette agression.

Suc pancréatique : liquide sécrété par le pancréas; il contient des enzymes et des sels minéraux servant de tampon.

Tachycardie : accélération du rythme cardiaque.

Tétanie : contractions répétées des muscles, dues à une hyperexcitabilité neuromusculaire, engendrant la spasmophilie.

Thyroxine : hormone thyroïdienne.

Trypsine : enzyme du suc pancréatique; elle hydrolyse les chaînes peptidiques.

Tube neural : durant le développement embryonnaire, structure à l'origine du système nerveux central.

Xérodermie : état sec de l'épiderme, qui s'observe notamment au cours de l'avitaminose A.

Xérophtalmie : sécheresse des muqueuses de l'œil avec kératinisation.

Bibliographie

Association des pharmaciens du Canada. **Compendium des produits et spécialités pharmaceutiques**. Trente-cinquième édition. Canada. 2000.

Balch JF, Balch P. **Prescription for Nutritional Healing**. Avery Publishing Group Inc. New York. 2000.

Bland J. **Preventive Medicine Update**. Health Comm, Inc. WA. (Revue mensuelle sur l'actualité médicale en nutrition et en médecine préventive). 1997.

Campbell PN, Smith AD. **Biochimie Illustrée**. Masson. Paris. 1985.

Cichoke AJ. **The Complete Book of Enzyme Therapy**. Avery Publishing Group Inc. New York. 1998.

Colgan Michael. **Les Vitamines**. Libre Expression. Canada. 1986.

Curtay JP. **La nutrithérapie**. Boiron. France. 1995.

Davis A. **Les vitamines ont leurs secrets.** Tchou. France. 1982.

Dunne LJ. **Nutrition Almanac**. Mc Graw-Hill. USA. 1990.

Gosselin D. **Nutrition et diététique I**. ÉESNQ. 1994.

Gosselin D. **Nutrition et diététique II**. ÉESNQ. 1994.

Gracy S, Crisafi D-J. **Les superaliments.** Chenelière / McGraw-Hill. Montréal. Canada. 1998.

Guthrie HA. **Introductory Nutrition**. Times Mirror / Mosby College Publishing. 1989.

Harper HA. **Précis de biochimie**. Les Presses de l'Université Laval. 1973.

HealthComm. **Les nouvelles découvertes cliniques dans le traitement du syndrome de la fatigue chronique, de la dysbiose intestinale, du dérèglement immunitaire et de l'intoxication cellulaire**. USA. 1995. Traduction et adaptation en français par Gilles Parent N.D. 1995.

Hoffer A. **Orthomolecular medicine for physicians**. Keats Publishing inc. USA. 1989.

Hoffer A, Valker M. **Putting it All Together : The New Orthomolecular Nutrition**. Keats Publisning inc. USA. 1996.

Houde-Nadeau M. **Nutrition Fondamentale**. Université de Montréal. 1991.

Larousse. **Petit Larousse de la médecine**. Références Larousse. Paris. France. 1992.

Le Cren F. **Les antioxydants : la révolution du XXIième siècle**. Les éditions Québécor. Québec. Canada. 1999.

Marieb HN. **Anatomie et Physiologie Humaines**. Éditions du renouveau pédagogique inc. St-Laurent. Québec. Canada. 1993.

Mc Donald A. **Complete Book of Vitamins and Minerals**. Publication International. Il. USA. 1996.

Moatti R. **Découvrez les bienfaits de la nutrithérapie.** Editions Marabout. Belgique. 1994.

Murray M. Pizzorno J. **Encyclopedia of Natural Medicine**. Prima Health. USA. 1997.

Parent. G. **Minéralothérapie**. ÉESNQ. 1993.

Parent G. **Thérapies orthomoléculaires.** ÉESNQ. 1994.

Parent G. **Vaincre l'arthrite.** Libre Expression. Montréal. 1987.

Parent G. **Vitaminothérapie.** ÉESNQ. 1992.

Passwater RA. **The New Super-Nutrition.** Pocket Books. New York. USA. 1991.

Pauling L. **Profitez des vitamines !** Primeur San. Montréal. 1988.

Perron D. **Reconstruisez votre santé par l'alimentation vivante**. Édition Chlorophylle. Canada. 1996.

Pizzorno JE, Murray MT. **A Textbook of Natural Medicine**. John Bastyr College Publication. Seattle. USA. 1993.

Raytal M. & Bontemps M. **Comment rester jeune, belle et en bonne santé après 40 ans.** Editions Reuille. Versoix. 1995.

Rueff D. **La bible des vitamines & suppléments nutritionnels**. Editions Albin Michel. Paris. 1993.

Santé et Bien-être social Canada. **Recommandations sur la nutrition.** Canada. 1990.

Sélection du Reader's Digest. **Guide pratique des remèdes naturels**. The Reader's Digest Association Inc. Canada. 1996.

Sélection du Reader's Digest. **Aliments santé, Aliments danger.** The Reader's Digest Association Inc. Canada. 1997.

Serrentino J. **Comment agissent les remèdes naturels.** Éditions Québec/Amérique. Québec. 1995.

Shils ME, Young VR. **Modern Nutrition in Health and Disease.** Lea & Febiger. Philadelphia. USA. 1988.

Souccar T. **La révolution des vitamines.** First - Vie Pratique. Paris. France. 1995.

Spence AP, Mason EB. **Anatomie et Physiologie : une approche intégrée**. Éditions du renouveau pédagogique inc. Montréal. Québec. Canada. 1983.

Swope MR. **Les feuilles vertes de l'orge.** Swope Enterprises Inc. Phoenix. USA. 1994.

Vasey C. **Manuel de détoxification.** Éditions Jouvence. Genève. Suisse. 1992.

Werbach M. **Nutritional Influences on Illness**, A Sourcebook of Clinical Research. Third Line Press. California. USA. 1993.

Alternative Medicine Review. Vol. 10 (2). 2005.

Références internet :

www.healthzone.com
www.mothernature.com
www.naturaldatabase.com
www.naturalstandard.com
www.nutritionfocus.com
www.passeportsante.net
www.supplementwatch.com
www.suprahealth.com

Table des matières

Les autres nutriments, caractéristiques générales p. 230

Les radicaux libres et les antioxydants, caractéristiques générales p. 254

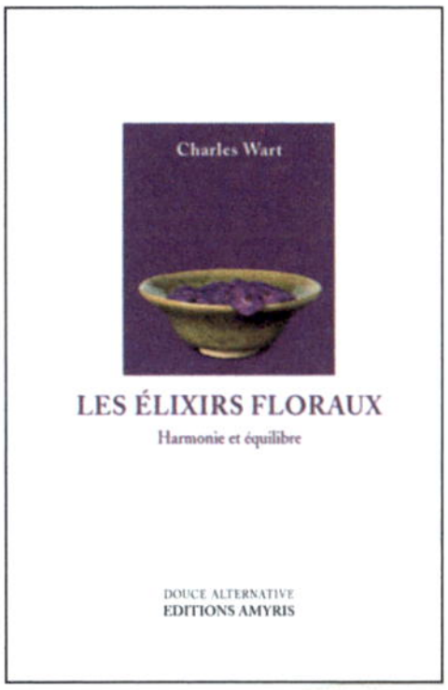

Les élixirs floraux, harmonie et équilibre
Charles Wart
160 pages - 18 euro

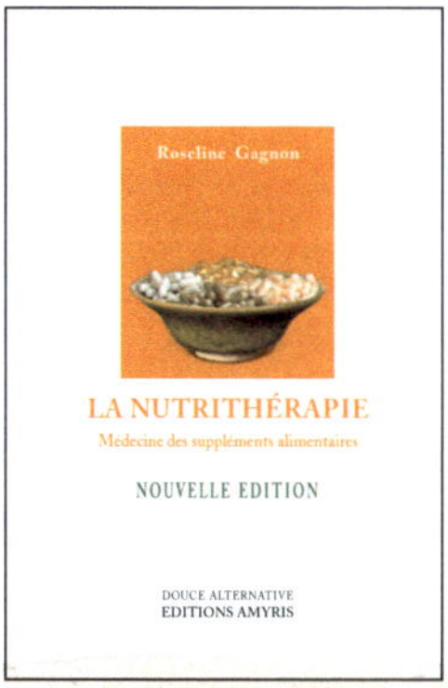

La nutrithérapie, médecine des suppléments alimentaires
Roseline Gagnon
288 pages - 26,50 euro

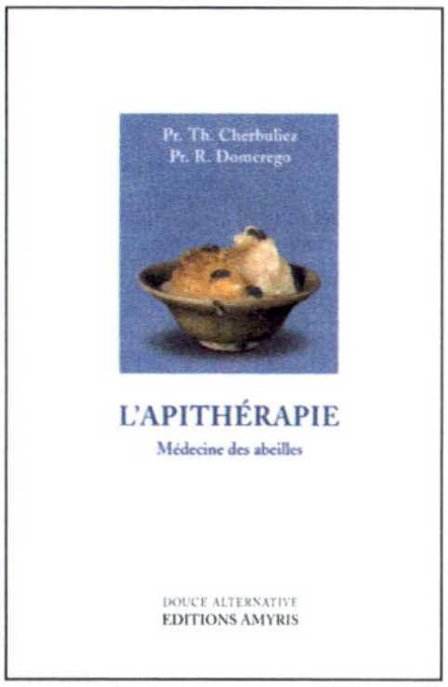

L'apithérapie, médecine des abeilles
Pr. Th. Cherbuliez
Pr. R. Domerego
256 pages - 24 euro

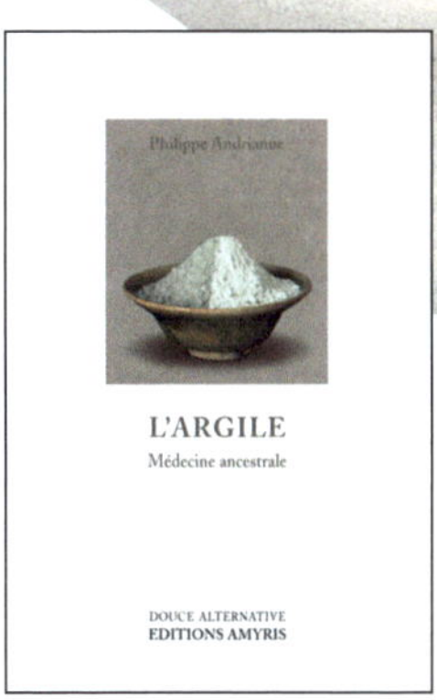

L'argile, médecine ancestrale
Philippe Andrianne
256 pages - 26 euro

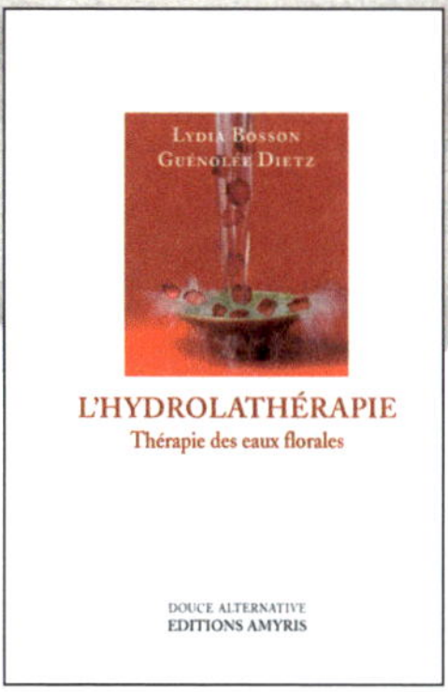

L'hydrolathérapie, thérapie des eaux florales
Lydia Bosson
196 pages - 24,50 euro

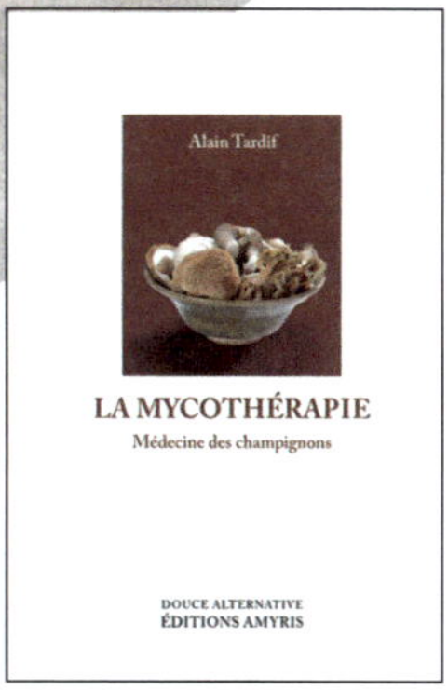

La mycothérapie, médecine des champignons
Alain Tardif
192 pages - 24 euro

Imprimé en Espagne
Avril 2008